Demandez à Deepak
# La santé et le bien-être

*Du même auteur*
*aux Éditions J'ai lu*

**LES SEPT LOIS SPIRITUELLES DU SUCCÈS**
*N° 4701*

**LA VOIE DU MAGICIEN**
*N° 5029*

**LES CLÉS SPIRITUELLES DE LA RICHESSE**
*N° 5614*

**LE CHEMIN VERS L'AMOUR**
*N° 5757*

**LES SEPT LOIS POUR GUIDER VOS ENFANTS
SUR LA VOIE DU SUCCÈS**
*N° 5941*

**DIEUX DE LUMIÈRE**
*N° 6782*

**LES SEPT LOIS SPIRITUELLES DU YOGA**
(avec David Simon)
*N° 7707*

**SANTÉ PARFAITE**
*N° 8007*

**LE LIVRE DES COÏNCIDENCES**
*N° 8808*

**LE CORPS QUANTIQUE**
*N° 9058*

**UN CORPS SANS ÂGE, UN ESPRIT IMMORTEL**
*N° 9142*

**LE MIRACLE OUBLIÉ**
*N° 10072*

**QUI DÉTIENT LA CLÉ DE L'UNIVERS ?**
(avec Leonard Mlodinow)
*N° 10465*

**LE LIVRE DES SECRETS**
*N° 10842*

**LA VIE APRÈS LA MORT**
*N° 11433*

# DEEPAK CHOPRA

## Demandez à Deepak

## La santé et le bien-être

*Traduit de l'anglais (États-Unis)
par Jo-Ann Dussault*

*Collection dirigée
par Florent Massot*

*Titre original :*
**ASK DEEPAK ABOUT HEALTH & WELLNESS**

*Éditeur original :*
Trident Media Group, New York

© Deepak Chopra, 2014

*Pour la traduction française :*
© Éditions AdA Inc., Canada, 2016

# SOMMAIRE

Introduction ............................................................ 9
I. La bonne forme physique............................ 13
II. La qualité du sommeil............................... 37
III. Le bien-être émotionnel........................... 53
IV. La santé mentale ..................................... 77
V. Les dépendances ...................................... 95
VI. La guérison ............................................ 113
VII. Le corps et l'esprit................................. 131
À propos de Deepak Chopra........................... 151

# INTRODUCTION

L'équilibre est la base d'une bonne santé. Alors qu'un régime riche en vitamines, l'exercice physique et la méditation sont essentiels à une vie saine, il n'y a pas d'ordonnance uniforme pour tous. Nous devons prêter attention à notre corps, à notre esprit et à notre cœur pour découvrir nos besoins uniques. Notre véritable santé évolue avec nous et change au fil du temps. Et le maintien d'un équilibre physique et émotionnel naturel est une étape précieuse pour accéder à un état de conscience supérieur.

Pour avoir une bonne santé globale, il faut d'abord être à l'écoute de notre corps. Donc, identifier notre type de corps et nos tendances émotionnelles – les *doshas* – est un bon début. Une fois que nous sommes conscients de nos besoins physiques, nous pouvons personnaliser notre régime et nos exercices pour qu'ils soient le mieux adaptés à notre constitution. Il n'y a pas de formule unique pour être véritablement en santé. Il faut un juste équilibre entre les prédispositions génétiques, les comportements acquis, l'âge et les perceptions.

Bon nombre d'entre nous sous-estiment souvent l'importance d'avoir un sommeil réparateur. Les distractions causées par notre ego, comme les listes de choses à faire, les problèmes financiers, les crises familiales et les peurs peuvent nous maintenir éveillés. Que nous passions la nuit à nous retourner dans notre lit ou que nous soyons encore fatigués après de nombreuses heures de repos, notre bien-être physique et émotionnel en souffre. En trouvant une solution à ces problèmes, nous acquérons la force requise pour affronter la journée qui s'annonce tout en étant pleinement conscients.

Alors que la bonne forme physique est le pilier d'une vie saine, le bien-être émotionnel est tout aussi important. Le bonheur est notre état naturel. Le stress, la colère refoulée et la tristesse se développent comme tout autre mode de vie destructeur. Acquérir une bonne estime de soi et trouver le bonheur au-delà des circonstances extérieures sont des aspects aussi essentiels à un mode de vie sain que manger un repas équilibré et aller au gymnase.

Cependant, quand les hauts et les bas de la vie quotidienne s'aggravent, nous devons nous faire traiter. La dépression clinique, l'anxiété, la dépendance et les autres maladies mentales peuvent être aussi graves que n'importe quelle autre maladie physique. Bon nombre de ces maladies ont des composantes physiologiques et psychologiques.

Que ce soit les remèdes holistiques ou la chimiothérapie, la chirurgie ou la psychothérapie, il est essentiel d'obtenir le traitement nécessaire pour maintenir notre équilibre. Cela comprend souvent le besoin d'avoir une équipe de soutien et, en retour, d'offrir notre soutien à notre entourage.

Dans ce livre, j'ai rassemblé les questions que des lecteurs m'ont envoyées par courriel sur ces sujets et d'autres, au cours des dix dernières années. Une bonne santé est la base sur laquelle nous pouvons établir notre cheminement spirituel.

Avec tout mon amour,

Deepak

# LA BONNE FORME PHYSIQUE

## EN PARFAITE SANTÉ

**Question :**

Quand j'étais jeune, j'ai rapporté de l'école de nombreux formulaires que mes parents devaient remplir. Ils contenaient souvent des questions sur les maladies dans la famille. Ma mère, une femme très discrète, indiquait toujours qu'il n'y avait pas de maladies dans la famille. À un moment donné, je lui ai posé la question et elle m'a répondu : « Tu es en parfaite santé. » Elle m'a transmis cette image durant toute mon enfance. C'était un merveilleux cadeau. Mais à l'âge adulte, j'ai découvert avec surprise qu'il y avait plusieurs maladies dans la famille dont elle n'avait jamais parlé. J'ai été en parfaite santé toute ma vie, ce qui ne veut pas dire que je n'ai jamais eu de symptôme quelconque, mais je continue de croire que je suis en parfaite santé. Je ne suis pas certaine d'avoir transmis à ma fille cette perception d'être en parfaite santé parce que je voulais être honnête quand des gens posaient des questions. Comment pouvons-nous, en tant que parents, faire croire à nos enfants qu'ils sont en parfaite santé et être honnêtes envers eux ?

Mes deux parents sont morts relativement jeunes. J'ai maintenant un an de moins que mon père à sa mort. Ma mère est tombée malade alors qu'elle avait presque mon âge, mais elle a vécu quelques années de plus. Aucun de mes parents n'avait de facteurs de risques liés à leur mode de vie. Parfois, je me soucie de mon état de santé « parfaite », en sachant que j'approche l'âge auquel mes parents sont décédés. Je crois que l'attitude joue un rôle essentiel pour être en bonne santé. Que devrais-je faire quand je me mets à douter à propos de ma santé ?

**Réponse :**

Vous n'avez pas à vous accrocher à une image de santé parfaite pour demeurer en santé. Maintenir dans votre esprit une vision artificielle de ce qu'est une bonne santé n'est pas la base d'une véritable santé. L'expérience de la conscience pure durant la méditation est le plus puissant message que nous puissions envoyer à notre esprit et à notre corps en ce qui a trait à notre équilibre naturel et notre plénitude. Cette expérience est ce qui rappelle le mieux à nos cellules ce que signifie être en parfaite santé.

*
* *

## LES ALIMENTS TRANSFORMÉS

**Question :**

Est-ce que la consommation d'aliments transformés inhibe la croissance spirituelle ? Je ne parle pas d'excès, mais d'une consommation faible à modérée d'aliments transformés. Je vis présentement une merveilleuse croissance spirituelle, mais je me demande si mon alimentation ne la ralentit pas en quelque sorte. J'essaie d'intégrer des aliments biologiques à mon régime, mais je trouve cela difficile durant la semaine parce que je voyage beaucoup dans le cadre de mon travail. Parfois, je n'ai le temps que de manger dans ma voiture durant la journée.

**Réponse :**

Les aliments frais, biologiques et non transformés sont sans aucun doute préférables à votre croissance spirituelle que les aliments transformés. Le fait de voyager représente certainement un défi pour trouver la nourriture de qualité idéale, mais si vous pouvez trouver des façons de préparer à l'avance vos repas ou acheter des repas qui sont minimalement transformés, vous vous sentirez probablement beaucoup mieux.

L'ayurveda met presque autant l'accent sur votre capacité à digérer les aliments que sur la qualité de ces derniers. Car si votre digestion se fait bien et que vous mangez en y mettant toute votre attention et votre amour, vous pourrez alors extraire davantage d'énergie vitale d'un aliment inférieur qu'une mauvaise digestion pourrait le faire des aliments les plus purs et les plus frais. Alors, si vous devez faire des compromis en raison de vos déplacements, ce n'est pas la fin du monde. Choisissez des produits qui favorisent votre digestion, si c'est nécessaire, et essayez de manger dans un endroit calme, tout en centrant votre attention.

*
* *

## LE GLUTAMATE DE SODIUM

### Question :

Est-ce que le glutamate de sodium est mauvais pour nous, ou la peur qu'en ont les gens est-elle exagérée ?

**Réponse :**

J'ai certaines préoccupations à propos de l'ajout largement répandu du glutamate de sodium (GMS) dans les aliments, surtout pour les enfants et les personnes souffrant de troubles neurologiques. Le GMS et l'aspartame sont des substances connues comme étant des excitotoxines. Cela signifie qu'elles stimulent les neurones au point qu'ils deviennent trop actifs et finissent par mourir et causer des dommages au cerveau à différents degrés, selon la dose. L'effet sur les cellules du corps est dramatique et rapide – quelques heures après l'ingestion. La raison pour laquelle il est difficile de bannir le GMS est que la preuve clinique des dommages neurologiques n'est apparente qu'au bout de nombreuses années ou décennies.

Le meilleur livre que j'ai lu sur le sujet est *Excitotoxins – The Taste That Kills*, du Dr Russell Blaylock, un livre basé sur des recherches approfondies. Un autre livre instructif est *The Slow Poisoning of America*, de John Erb. Le GMS est un rehausseur de goût qui représente un gros marché et, selon les estimations, il s'en vend présentement plus de deux milliards de kilos chaque année. Nous avons tendance à croire qu'on ne trouve du GMS que dans les mets chinois, mais il se cache dans de nombreux aliments transformés que nous mangeons et dans presque tous les repas-minute. L'industrie de l'alimentation sait que le public n'aime pas lire le mot GMS sur les étiquettes, alors les compagnies sont autorisées à le mentionner sous différents noms. Les ingrédients suivants contiennent tous du GMS : les protéines végétales hydrolysées, les protéines hydrolysées, l'extrait de protéines végétales, le caséinate de sodium, le caséinate de calcium, l'extrait de levure et les protéines texturées (y compris les protéines végétales texturées). Les ingrédients additionnels suivants contiennent habituellement du GMS : l'extrait de malt, l'arôme de malt, les bouillons, les arômes naturels de bœuf ou de poulet, les assaisonnements et les épices. Alors quand des « arômes naturels et épices » se trouvent à la fin de la liste des ingrédients sur une boîte de grignotines, c'est parce que la *Food and Drug Administration (FDA)* permet au fabricant d'inclure du GMS sous ce nom innocent.

Le GMS stimule les nerfs de la langue et renforce la saveur de l'aliment. Ainsi, des excitotoxines sont ajoutées à la tonne dans nos aliments et dans nos boissons pour rehausser les ventes et les profits. Le D$^r$ Blaylock raconte qu'il a rencontré un cadre supérieur de l'industrie des additifs alimentaires, qui lui a dit sans détour que ces excitotoxines se retrouveront toujours dans nos aliments peu importe le nombre de fois qu'ils devront changer le nom.

Le système nerveux des enfants est beaucoup plus sensible aux excitotoxines que celui des adultes, et les nombreuses lésions au cerveau causées par ces produits chez les enfants sont irréversibles et peuvent parfois résulter d'un seul contact avec ces produits en concentration suffisante. Mais même 200 milligrammes d'excitotoxines (un bol de soupe en conserve et une boisson gazeuse faible en calories) consommés par un enfant suffisent à causer des dommages neurologiques. Il est difficile d'en faire la preuve absolue, mais il a été démontré que tous ces types de produits chimiques, appelés excitotoxines, pourraient aggraver ou même accélérer l'épidémie de maladies du cerveau neurodégénératives, comme la maladie de Parkinson, la maladie de Huntingdon, la sclérose latérale amyotrophique et la maladie d'Alzheimer. Il existe une preuve scientifique que ces produits chimiques pourraient endommager de façon permanente l'hypothalamus, une partie essentielle du cerveau qui régule les hormones. Ainsi, un enfant pourrait souffrir de troubles endocriniens plus tard dans sa vie.

Un élément révélateur est que les chercheurs utilisent des rats de laboratoire pour étudier l'obésité. Étant donné qu'il n'y a pas de rats naturellement gros, ils doivent les faire grossir et, pour ce faire, ils leur injectent du GMS à leur naissance. Comme le GMS triple la quantité d'insuline produite par le pancréas, cela donne de gros rats très rapidement. Si vous visitez le site www.pubmed.gov, vous pourrez lire plus d'une centaine d'études médicales comportant les mots « obésité » et « GMS » dans le titre.

Ces dernières années, l'industrie de la restauration rapide, qui est une des plus grandes utilisatrices du GMS, a obtenu de la Chambre des représentants des États-Unis qu'elle adopte la *Personal Responsibility in Food Consumption Act*, aussi appelée la « Cheeseburger Bill ». Cette loi vise à protéger tout fabricant, vendeur et distributeur de nourriture de poursuites judiciaires, même si on découvre qu'ils ont intentionnellement ajouté des additifs chimiques dans leurs aliments.

En somme, le GMS a un effet beaucoup plus nocif et envahissant sur le corps que la plupart des gens en sont conscients.

*
* *

## DEVENIR VÉGÉTARIEN

**Question :**

Cela fait plus d'un an que j'essaie de devenir végétarien. Mais à chaque tentative, je ne réussis pas à me passer de viande plus que quelques semaines. Ce n'est pas parce que j'aime le goût de la viande, mais parce que mon corps ne fonctionne pas correctement sans elle. J'ai essayé un nombre infini de différentes combinaisons alimentaires qui excluent la viande, mais rien ne fonctionne. Ma relation avec la nourriture est en train de nuire à ma croissance spirituelle, pas parce que je mange de la viande, mais parce que je dépense trop d'énergie à penser à ce que je devrais manger. Avez-vous des suggestions pour que je puisse surmonter cet obstacle à ma croissance spirituelle ?

**Réponse :**

Nous efforcer de suivre un régime alimentaire strictement en raison de nos idéaux, plutôt que pour notre santé, n'est pas viable à long terme. Il est plus valable d'être à l'écoute de ce que votre corps veut manger. Quand vous apprenez à être vraiment à l'écoute de votre corps, au-delà de vos fringales causées par l'habitude ou de vos émotions associées à certains aliments, votre corps vous dit ce qui est le mieux pour lui : quelle quantité de nourriture manger et quand manger. S'il est important pour vous de cesser de manger de la viande, vous en perdrez le goût et votre corps va s'adapter à être en santé, ou même en meilleure santé, sans elle. Être végétarien est un choix judicieux quand il se fait naturellement au fil du temps, mais cela ne vaut pas la peine de vous forcer à être végétarien au détriment de votre santé. Si vous octroyez à votre corps l'acceptation dont il a besoin pour être fort et en santé, alors vos objectifs se concrétiseront au moment approprié.

*
* *

## FAIM ÉMOTIONNELLE

### Question :

J'ai lu certains de vos conseils à propos des excès alimentaires et de la faim émotionnelle. Je commence à comprendre lorsque mes signaux me trompent et que je nourris quand même mon corps alors qu'il est rassasié, mais je n'arrive pas à définir ce dont il a vraiment besoin, sinon lui donner de l'amour ou comment m'aimer comme mon corps en a besoin. Je me sens déconnectée quelque part au fond de moi. Parfois je mange et je me demande « Pourquoi ai-je mangé ça ? » Mais je semble incapable de combler ce vide ou de découvrir ce dont j'ai vraiment besoin ou même comment le découvrir. Quand je me demande ce que je veux véritablement, la réponse au fond de moi est habituellement de l'amour. Mais comment m'aimer ? Par où commencer ? Je me sens enlisée.

### Réponse :

Pour commencer à vous aimer, vous devez simplement être consciente de ce que vous ressentez sans vous juger ou vous rejeter. Le témoin silencieux ou le Moi supérieur est cet observateur intérieur, et en lui permettant d'être conscient de votre faim émotionnelle, il va naturellement guérir cette blessure. Cela peut sembler étrange que le fait d'être simplement consciente, sans juger, peut guérir un manque d'amour, mais la conscience sans jugement est intrinsèquement acceptation, affirmation et compassion. Cette acceptation inconditionnelle est vraiment l'amour que votre faim émotionnelle recherche.

*
* *

## RÉGIME ET SENSIBILITÉ

**Question :**

J'ai apporté beaucoup de changements à mon régime alimentaire et j'ai décidé de vivre une vie plus naturelle, sans produits chimiques. J'ai remarqué que depuis que j'ai effectué ces changements, je suis devenue de plus en plus sensible. J'ai toujours été une personne sensible, mais le fait de vivre dans cet état de conscience parmi des âmes insensibles, désensibilisées, apathiques et bourrées de produits chimiques a eu des répercussions. Je me sens ironiquement plus malade qu'avant. En somme, je ne me sens pas bien physiquement, mentalement ou émotionnellement. Que me conseillez-vous pour que je puisse vivre comme je le souhaite, de manière naturelle et consciente, tout en survivant dans ce monde et en me protégeant des énergies qui m'entourent sans me couper de l'amour ou du sentiment d'unité et d'appartenance ?

**Réponse :**

Au lieu d'essayer de vous protéger d'un environnement hostile, je vous recommande d'accroître votre force et votre vitalité. Si votre corps, votre esprit et votre cœur irradient de l'énergie, du pouvoir et de la lumière, ils vont automatiquement vous protéger et chasser la négativité que vous rencontrez. Essayez de manger des aliments qui accroissent votre vitalité et faites de l'exercice pour devenir plus forte physiquement et stimuler votre métabolisme. Enfin, en société, trouvez un modèle qui puisse renforcer positivement votre perception de vous-même. Au lieu de vous percevoir comme une âme sensible entourée par la toxicité d'âmes apathiques, vous pourriez vous voir comme une âme puissante et sensible qui circule avec grâce dans le monde, tout en trouvant chez ceux qui l'entourent les bonnes qualités qu'une âme moins sensible ne verrait pas – comme un papillon dans un pré.

*
* *

**ALIMENTATION ET EXERCICE**

**Question :**

Pouvez-vous me suggérer quoi et quand manger avant de faire de l'exercice ? Je mange habituellement un gros repas végétarien le midi, je médite en fin d'après-midi, puis je fais de l'exercice pendant presque deux heures. Le problème est que j'ai de nouveau très faim quand je reviens à la maison. J'ai appris que nous devrions attendre deux heures après avoir mangé pour faire du yoga et que nous pouvons manger avant de faire de l'exercice, mais quelque chose de léger, comme un fruit. Mais cela n'est pas suffisant ; un fruit ne fait que stimuler mon appétit. Deux tranches de pain ne suffisent pas non plus. Quand je reviens à la maison, j'ai extrêmement faim. Mon dosha est de type vata-pitta.

Ce midi, j'ai pris un gros repas, mais je ne me suis pas entraîné parce qu'il a commencé à pleuvoir. C'est maintenant le soir, j'ai mangé deux tranches de pain, deux bols de Corn Flakes et un petit bol de potage au brocoli. Et j'ai encore faim. J'avais planifié de faire une heure de yoga, mais comme il faut attendre après avoir mangé, j'ai dû sauter ma séance de yoga et maintenant, il est trop tard. J'ai encore faim. Et faire du yoga quand on a faim est un cauchemar. Les deux tablettes de chocolat dans le réfrigérateur sont maintenant tentantes, si bien que personne ne pourra m'arrêter.

**Réponse :**

Gâtez-vous ! Vous semblez avoir une bonne digestion rapide, alors il n'est sans doute pas nécessaire que vous attendiez plus d'une heure après avoir mangé pour faire de l'exercice ou du yoga. Si cela fait trop longtemps que vous avez mangé et que vous vous apprêtez à faire de l'exercice, mais que vous devez manger un peu pour assouvir votre faim, essayez de prendre une collation riche en protéines avec des huiles saines, comme des graines de tournesol, des noix ou des amandes.

\*
\* \*

## MUSCULATION SPIRITUELLE

**Question :**

Je me demande si la musculation est un sport approprié pour favoriser un cheminement spirituel. Je crois qu'il y a une forme de violence et d'agressivité associées à ce sport et je me demande si cela ne nuirait pas ou ne bloquerait pas mon lien spirituel. Cependant, il s'agit d'une méthode cathartique et c'est l'une des plus rapides et efficaces pour perdre de la graisse.

Mais je me sens parfois très épuisé. J'ai besoin de davantage d'heures de sommeil et de beaucoup de nourriture (riche en protéines) pour avoir de l'énergie et pour effectuer mes exercices de musculation. J'aimerais savoir ce que vous pensez de ce sport sur le plan spirituel. J'adore le pratiquer et je ne prends aucun supplément de protéines, mais la forme physique

que cela me procure est l'expérience la plus satisfaisante de ma vie.

**Réponse :**

Comme pour toute chose, la musculation n'est ni spirituelle ni contraire à la spiritualité en soi. Nous rendons les choses spirituelles avec notre conscience. Si nous le décidons, nous pouvons laver la vaisselle ou désherber le jardin en en faisant un exercice spirituel. Il s'agit de trouver la beauté, la grâce et la créativité aimante dans l'action afin que son expression révèle le Divin. Je crois me rappeler qu'il y a de nombreuses années, Sri Chinmoy faisait de l'haltérophilie et qu'il y avait associé un certain message spirituel.

À mesure que vous deviendrez plus sensible à la façon dont votre corps réagit à l'entraînement, vous pourriez vous rendre compte que certaines des croyances véhiculées sur la façon de vous entraîner ne sont pas dans le meilleur intérêt de votre corps. Vous pourriez lire le livre *Body, Mind and Sport*, du D$^r$ Douillard. Il parle de personnaliser un programme d'entraînement qui suit les principes et les rythmes de votre corps de façon aimante plutôt qu'en le contraignant à correspondre à des critères extérieurs.

*
* *

# **PROBLÈME DE POIDS**

## **Question :**

J'ai essayé toute ma vie de perdre du poids et j'ai réussi à quelques reprises. Mais maintenant que je suis plus âgée, le problème est pire que jamais et je me sens tellement nulle parce que j'ai environ 27 kilos en trop. Plus j'essaie de me discipliner, plus la situation s'aggrave et plus je prends du poids. Que faut-il pour m'inspirer à changer ma vie et être plus en santé et mince comme je le souhaite vraiment ?

## **Réponse :**

Il ne faut pas voir votre situation comme une lutte avec votre poids et votre image. Comprenez que ce que vous essayez de faire, c'est aider votre corps à trouver un bien-être et un état de santé idéal. Cela nécessite davantage que simplement prêter attention à votre alimentation et à votre exercice physique. Vous devez apprendre à être à l'écoute de l'intelligence de votre corps. Écoutez ce que votre corps veut vraiment manger, non pas ce dont il a une folle envie ou désire habituellement pour se sentir mieux émotionnellement. Apprenez à manger seulement quand vous avez faim et cessez lorsque vous êtes rassasiée, au lieu de continuer jusqu'à ce qu'il n'y ait plus rien à manger. Prêtez une attention particulière au goût, à l'odeur et à l'apparence de la nourriture et assurez-vous de manger dans un endroit calme et agréable. Votre corps possède toute la connaissance dont vous avez besoin pour recouvrer votre santé. Laissez-le être votre guide, plutôt que de vous fier aux images des médias ou à votre moi intérieur porté sur l'autosabotage. Il pourrait vous être bénéfique de lire un de mes livres précédents, *Le poids qui me convient*.

*
* *

**TYPES DE CORPS**

**Question :**

Comment puis-je en apprendre davantage sur les types de corps selon la technique de l'ayurveda ?

**Réponse :**

Il est maintenant possible de trouver une quantité d'information sur l'ayurveda et sur la façon de déterminer votre type de corps. Vous pouvez trouver un résumé des types de corps sur le site http ://www.chopra.com/namaste/february08/ dosha. Je traite également en détail des doshas ayurvédiques dans mon livre *Santé parfaite*. Si vous souhaitez approfondir le sujet, vous pourriez lire les livres du D$^r$ Vasant Lad ou les ouvrages sur l'ayurveda des auteurs David Frawley, Robert Svoboda ou Sunil Joshi. De même, Swami Sadashiva Tirtha a rédigé un ouvrage complet intitulé *The Ayurveda Encyclopedia* qui couvre en profondeur les différents types de corps.

*
* *

## REMPLACEMENT DES CELLULES DE LA PEAU

### Question :

J'ai récemment commencé à lire le livre *Santé parfaite* de Deepak Chopra, et il souligne que notre corps est en constant changement. Par exemple, sur la 4$^e$ de couverture, on indique que « notre peau change toutes les cinq semaines. Chaque année, 98 % du nombre total d'atomes du corps sont renouvelés. » Je suis curieux (et un peu sceptique) de savoir si le tissu cicatriciel que j'ai depuis des années fait partie de cette notion de régénérescence. Est-ce que je continue de régénérer le même tissu cicatriciel ?

### Réponse :

Une cicatrice résulte des dommages causés à la couche profonde du derme qui produit alors du tissu cicatriciel, qui est différent des cellules de la peau d'origine. Vous continuerez donc de générer du tissu cicatriciel à environ le même rythme que vous régénérez les cellules normales de votre peau. L'idée de mentionner le changement constant des cellules et des atomes du corps est de nous aider à comprendre que ce que nous croyons rigide et immuable est en fait un courant d'énergie et d'intelligence qui s'écoule. Nous ne sommes pas nos cellules et nos atomes parce qu'ils viennent et vont constamment. Nous sommes plutôt la conscience qui configure ce flot d'énergie dans nos cellules, dans notre comportement biologique et dans notre expérience sensorielle.

*
* *

**ENVISAGER LA CHIRURGIE PLASTIQUE**

**Question :**

Dernièrement, en raison de mes insécurités, j'ai jonglé avec l'idée d'avoir une chirurgie plastique au nez. Mais en même temps, je veux développer plus en profondeur ma vie spirituelle. Le fait de me préoccuper de mon physique (surtout en vieillissant) et d'être attirée vers une vie spirituelle crée beaucoup de chaos dans mon esprit. Pouvez-vous me dire ce que le yoga et l'ayurveda, ainsi que vous-même préconisez à propos de changer notre apparence physique ?

**Réponse :**

Je ne sais pas s'il existe un point de vue officiel dans l'ayurveda à propos de la chirurgie plastique, mais l'idée de base de la philosophie du yoga et de l'ayurveda est de rétablir l'équilibre et la plénitude sur le plan physique, mental et spirituel. Un traitement comme la chirurgie plastique ne pourrait être envisagé que s'il est essentiel au bien-être général du patient. Dans des cas de défiguration, la chirurgie plastique reconstructrice serait certainement appropriée. D'ailleurs, dans l'Inde antique, la rhinoplastie a été pratiquée pendant plus de 2 000 ans dans des cas sévères.

Dans votre cas, comme vous dites que votre motivation vient de votre insécurité et de votre préoccupation à propos des effets du vieillissement, il vous serait sans doute plus bénéfique à long terme d'examiner vos insécurités, vos peurs et vos croyances sous-jacentes que de vous soumettre à une chirurgie plastique. Faire l'effort de trouver votre valeur personnelle à partir de votre essence plutôt que de votre apparence extérieure aura une profonde influence sur tous les aspects de votre bien-être.

\*
\* \*

## IMAGE NÉGATIVE DE MON CORPS

### Question :

J'ai une image négative de mon corps. J'ai entendu parler du trouble dysmorphique corporel, mais je ne sais pas ce que cela suppose ou si j'en souffre. Peu importe ce que je fais, je ne réussis pas à être heureuse de mon apparence et cela nuit à ma vie sociale parce que je souffre tellement d'insécurité. Comment puis-je entraîner mon esprit à croire que je suis belle et à me débarrasser de ce fardeau mental ?

### Réponse :

La question n'est pas d'entraîner votre esprit à croire que vous êtes belle, mais de savoir ce qu'est véritablement la beauté, la trouver en vous et connaître votre beauté. Vous évaluez votre beauté à partir des idéaux extérieurs façonnés par la société et les médias. Chaque fois que notre bien-être dépend de notre capacité à répondre aux normes idéales extérieures, nous ne serons inévitablement jamais à la hauteur. C'est la nature de la dualité.

Le simple fait d'avoir un corps physique humain est en soi un miracle formidable. La beauté de la vie provient de son existence même. Avez-vous déjà remarqué que les très jeunes enfants acceptent et apprécient leur corps avec une confiance inhérente ? C'est l'héritage naturel de notre beauté avec lequel nous sommes tous nés. Cette confiance en soi peut se perdre à la suite de diverses expériences douloureuses que nous vivons en grandissant et nous croyons que pour être aimés et acceptés par les autres, nous devons être quelque chose d'autre que ce que nous sommes naturellement.

Un travail d'introspection et de connaissance approfondie de vous-même pourrait vous aider à découvrir où ces méprises initiales ont pris racine dans votre psyché. Je vous recommande aussi de méditer parce que la pleine conscience de notre vraie nature est la base pour acquérir une bonne estime de soi et une confiance en soi. Cela va vous permettre de renouer avec le sentiment naturel d'acceptation de soi que vous possédiez quand vous étiez enfant. Vous pourriez alors découvrir que certaines affirmations positives pourraient s'avérer efficaces et vous aider à accepter et à apprécier l'apparence de votre corps.

Alors, même si vous continuez de croire que votre nez est trop gros ou que vos hanches sont trop larges, vous cesserez de penser que ces traits vous représentent, ou ce à quoi vos proches vous identifient. Vous êtes un être divin de lumière et d'amour, avec un corps physique qui vous sert de véhicule pour vous aider à devenir votre véritable nature et votre vraie beauté. Vous découvrirez ainsi que votre corps, avec ses caractéristiques uniques, est un infime reflet de la totalité et de la perfection de votre être divin. Il est alors facile de commencer à trouver ce que vous aimez de votre corps, comme votre sourire, vos mains ou vos yeux, et à laisser ces aspects que vous appréciez vous servir d'ancrage pour en venir à accepter et à aimer de plus en plus l'ensemble de votre corps.

\*
\* \*

## TOURNANT DE LA QUARANTAINE

### Question :

J'éprouve présentement des sentiments troublants. Je crois que je suis en préménopause. Je vais avoir 40 ans et même si j'ai entendu dire que la vie commence à 40 ans, je me sens un peu désorientée. Quand je me regarde dans le miroir et que je vois ma jeunesse se faner, je constate que le passage du temps sur mon corps crève les yeux. Il s'agit peut-être d'une perception négative, mais comme je suis une femme qui s'est toujours identifiée à son apparence physique, cela me perturbe beaucoup. J'ai l'impression d'avoir perdu ma confiance en moi et je ressens de la jalousie et de l'insécurité chaque fois que mon mari regarde une femme plus jeune. Soudainement, elles semblent menaçantes, alors qu'avant, il pouvait regarder qui il voulait sans que cela me dérange.
Jusqu'à présent, je n'aurais jamais cru que mon identité était si rattachée à mon apparence physique. Je me sens perdue. J'ignore comment

me recréer dans cette version plus mûre de moi-même pour m'aider à me sentir plus confiante et sûre de moi. Est-ce que les hommes ressentent eux aussi ce genre de chose ? C'est peut-être une crise de la quarantaine ou quelque chose du genre ! Je me suis mise soudainement à lorgner les voitures de sport rouges ! Que dois-je faire maintenant ?

**Réponse :**

Lors du passage d'une décennie à l'autre, il est normal d'être un peu désorientés, car nous évaluons où nous en sommes rendus dans la vie et comment notre corps tient le coup. En récréant une identité qui se soucie moins de votre apparence physique, rappelez-vous d'orienter votre identité physique vers votre Moi spirituel intérieur. Ainsi, votre corps reçoit les signes de la façon dont il se sent à partir de l'état et de la qualité de votre âme divine, plutôt que l'inverse. De cette façon, les changements et le vieillissement deviennent vos amis plutôt que vos ennemis.

# LA QUALITÉ DU SOMMEIL

**CYCLES QUOTIDIENS DES DOSHAS**

**Question :**

J'ai récemment écouté votre série de CD *Training the Mind, Healing the Body*, et j'ai trouvé l'information très précieuse. J'ai réfléchi aux périodes de la journée que vous nommez *vata, pitta* et *kapha*. Je sais que vous avez dit que nous devrions nous coucher entre 22 h et 22 h 30 et nous lever à 6 h du matin. J'ai beaucoup de difficulté à le faire. On dirait que mon corps veut aller au lit à 23 h et se lever à 7 h. C'est peut-être parce que nous sommes encore à l'heure avancée. Qu'en pensez-vous ? Lorsque nous reviendrons à l'heure normale, je m'attends à ce que mon corps puisse respecter les heures du coucher que vous avez suggérées.

**Réponse :**

Vous pourrez déterminer par vous-même si le retour à l'heure normale vous aidera ou non dans les prochaines semaines. Cependant, que nous soyons à l'heure avancée ou pas, il n'est pas nécessaire de suivre religieusement ces recommandations pour les périodes des doshas. Des segments de quatre heures sont alloués à chaque dosha dominant, par exemple entre 22 h et 2 h pour le dosha pitta, mais vous n'avez pas à accorder trop d'importance à l'heure précise. Ces périodes varieront d'un endroit à l'autre selon l'heure à laquelle le soleil se lève à ce moment-là de l'année. L'idée d'aller au lit à 22 h est que vous aurez besoin de moins de sommeil et qu'il sera de meilleure qualité si vous vous endormez avant que le cycle de votre corps corresponde trop à celui du dosha pitta, aux alentours de minuit.

*
* *

**OISEAU DE NUIT**

**Question :**

Je suis un oiseau de nuit de nature. J'ai beau essayer de rester éveillé durant le jour, tout mon être devient grognon et veut revenir à son horaire du soir et de la nuit. Je sais que selon les métaphysiciens et les recommandations de l'ayurveda, il est préférable de nous lever tôt le matin et de nous coucher à une heure raisonnable. Parce que je ne veux pas m'imposer une telle contrainte et que je préfère vivre la nuit, comment cela peut-il affecter mon système ? Je n'ai pas ressenti d'effets nocifs, mais j'aimerais savoir si vous croyez qu'il y a de l'espoir pour les oiseaux de nuit comme moi.

**Réponse :**

Ce n'est pas si grave tant que vous dormez suffisamment et que vous fonctionnez bien quand c'est nécessaire. Les recommandations ayurvédiques ne sont que cela... des recommandations. Elles servent de rappels et non de lois. Se coucher tôt et se lever tôt est considéré comme idéal parce que cela permet de profiter des cycles naturels de la nature pour maximiser l'efficacité de l'état de repos et d'éveil.

S'il n'y a pas de raisons impérieuses pour lesquelles vous voulez vivre la nuit, alors que le reste du monde dort, vous devriez examiner si vous n'êtes pas devenu un oiseau de nuit, au départ, en raison de problèmes émotionnels enfouis ou de croyances sur l'idée même du sommeil. Certains oiseaux de nuit ressentent un malaise à l'idée de dormir, car ils ont alors l'impression de baisser la garde. Ils se retrouvent dans un état d'hypervigilance, qui leur donne l'impression d'avoir un nouvel élan passé minuit, si bien qu'ils retardent l'heure du coucher jusqu'à ce qu'ils tombent de sommeil. Dans ce cas, le fait de rester debout tard dans la nuit pourrait cacher des peurs ou des croyances qui deviennent des freins intérieurs. Faites le test suivant : imaginez-vous en train d'aller au lit tôt et de vous réveiller tôt, et voyez si cela éveille en vous des anxiétés ou des malaises. Si ce n'est pas le cas, alors vous êtes un oiseau de nuit naturel. Soyez en paix avec cela et sachez que ce n'est pas grave.

\*
\* \*

## SE RÉVEILLER TÔT

**Question :**

Même si je dors suffisamment, je suis incapable de me réveiller aussi tôt que je le voudrais (et sortir du lit). Que puis-je faire pour me motiver à me lever dès que mon réveil sonne ?

**Réponse :**

Essayez d'aller au lit une demi-heure plus tôt que vous le faites habituellement. Vous dormez peut-être sept ou huit heures, mais si vous êtes encore fatigué quand vous vous réveillez, cela indique que votre corps a besoin de plus de sommeil. En règle générale, il faudrait vous coucher avant ou vers 22 h, parce que les heures de sommeil avant minuit sont plus réparatrices que le même nombre d'heures dormies après minuit. Assurez-vous de ne pas manger un repas lourd durant la soirée, car cela va accélérer votre métabolisme. Évitez aussi les activités mentalement et émotionnellement exigeantes durant les heures précédant le sommeil, car cela aggrave votre vata. En ayant un sommeil plus profond et plus réparateur, vous vous sentirez plus rafraîchi à votre réveil. Voyez si ces idées vous aident.

\*
\* \*

## LES CYCLES DU SOMMEIL

**Question :**

Je suis un ingénieur de réseaux et, à mon travail, nous sommes obligés d'effectuer des quarts rotatifs. Cela signifie que je peux travailler de 23 h à 7 h durant certains jours, puis de 7 h à 15 h d'autres jours. J'ai lu dans vos livres que la période idéale pour dormir est entre 22 h et 6 h, car cela est en harmonie avec les rythmes de la nature. Je crois que le fait d'être en harmonie avec la nature et avec ses rythmes est bénéfique et peut faire naître en nous beaucoup de créativité et une meilleure santé. Toutefois, je ne peux pas m'empêcher de penser que je perdrais un emploi très lucratif si je devenais trop rigide et que je refusais de travailler la nuit. Il y a beaucoup de gens qui occupent de tels emplois avec des quarts rotatifs. Comment ces gens gardent-ils leur emploi tout en jouissant d'une bonne santé et en étant en harmonie avec la nature ?

**Réponse :**

La triste vérité est que, selon de nombreuses études sur la santé au travail, beaucoup de gens conservent ces quarts rotatifs difficiles au détriment de leur santé. Bien sûr, certaines personnes s'adaptent mieux à ces horaires que d'autres, mais si vous croyez faire partie de celles-ci et que les avantages à long terme pour votre carrière l'emportent sur les désagréments temporaires, alors prenez les mesures nécessaires pour vous assurer qu'au moment d'aller au lit, vous puissiez vous endormir facilement et avoir tout le sommeil dont vous avez besoin. Par exemple, cela pourrait signifier que vous devrez modifier vos heures de repas afin de ne pas vous coucher le ventre plein. Cependant, si vous êtes marié et que vous avez une famille, cela pourrait perturber vos relations. Vous devrez donc planifier un horaire qui vous permettra de voir et d'interagir avec votre famille afin que cet aspect de votre vie n'en souffre pas trop. Il pourrait également être difficile de profiter de sept à huit heures de sommeil ininterrompu durant la journée parmi tout le brouhaha dans la maison. Soupesez tous les facteurs de qualité de vie liés à ces quarts rotatifs par rapport aux avantages professionnels et voyez si cela en vaut toujours la peine. Vous pourriez aussi essayer ce genre d'horaire pendant quelques mois pour vérifier si celui-ci vous convient ou non. Il se peut que vous fassiez partie de ces gens qui s'y adaptent très facilement ou constatiez que vous ne vous sentez jamais reposé peu importe la quantité de sommeil que vous obtenez durant le jour.

*
* *

## MÉDITER POUR S'ENDORMIR

### Question :

J'ai parfois de la difficulté à m'endormir parce que j'ai trop de pensées qui se bousculent dans ma tête. Même quand je médite le matin, je suis incapable de faire taire mes pensées, alors je fais de mon mieux pour revenir à mon mantra. J'ai constaté que si je médite profondément dans mon lit le soir, les pensées s'agitent toujours dans ma tête, mais je réussis à m'endormir en me concentrant de nouveau sur mon mantra. Est-ce que cela peut nuire à ma méditation du matin ? Ou suis-je en train de conditionner mon corps à s'endormir avec un mantra ?

**Réponse :**

Il n'y a rien de mal à méditer un peu pour vous aider à vous endormir si votre esprit est agité et si la sérénité de la méditation vous aide à calmer ce dernier. Mais rappelez-vous qu'en général, la méditation nous donne plus d'énergie et de vigilance, alors essayez de ne pas en faire une habitude. Vous devriez idéalement alterner les effets de la méditation avec vos activités quotidiennes pour vous aider à ancrer et à stabiliser les effets de cette pratique. Gardez à l'esprit que lorsque vous méditez, vos pensées font partie intégrante de la méditation. Même si votre esprit est envahi de pensées, vous pouvez tout de même méditer sans effort.

\*
\* \*


## LE MODAFINIL

**Question :**

Que pensez-vous du modafinil ? Y a-t-il des risques à utiliser une substance de ce genre afin de réduire notre sommeil de deux à quatre heures par nuit ? Des scientifiques effectuent présentement des recherches pour fabriquer des comprimés à base de modafinil qui permettront aux gens de fonctionner avec seulement deux heures de sommeil par nuit. Si jamais ces médicaments deviennent disponibles, le monde ne sera plus le même. Certaines industries pourront sans difficulté faire travailler leurs employés plusieurs jours d'affilée ou à raison de quarts de 20 heures de travail. Comme je m'intéresse à l'ayurveda, je me demande si ce médicament est sans danger. Quel est l'effet réel du modafinil sur le corps humain ?

**Réponse :**

La vérité est que nous ne connaissons pas encore les effets à long terme du modafinil. À l'heure actuelle, le médicament est prescrit aux patients qui souffrent de narcolepsie, d'apnée du sommeil ou de troubles du sommeil causés par des quarts de travail rotatifs. Le modafinil fait partie d'une catégorie de médicaments appelés « stimulants du système nerveux central » et il agit en modifiant la quantité de certaines substances naturelles dans la région du cerveau qui régulent le sommeil et l'état d'éveil. Les mécanismes exacts ne sont pas encore pleinement compris. Comme il agit différemment des amphétamines, du Ritalin ou de la cocaïne, son usage ne cause pas d'euphorie ou d'anxiété. Mais ses effets à long terme sur le système nerveux, le système endocrinien, le foie, les reins et le système cardiovasculaire demeurent inconnus.

Ce médicament n'empêche pas le corps d'être fatigué ; il affecte plutôt les régions du cerveau qui sont responsables de l'envie de dormir.

Vous pouvez ainsi demeurer très alerte pendant 40 heures et dormir seulement quelques heures. Le modafinil entraîne tout de même un manque de sommeil qu'il faudra rattraper, mais on prédit que les prochaines générations du médicament devraient éliminer ce problème. Néanmoins, je n'en suis pas si certain.

Comme vous le soulignez, dans un monde où tout fonctionne 24 heures par jour, 7 jours par semaine, ce médicament suscite un grand intérêt non médical. L'armée s'y intéresse pour les situations de combat ou pour les pilotes. Les secteurs d'activités impliquant du personnel d'urgence ou des quarts de travail rotatifs s'intéressent également à son utilisation. Selon la *National Sleep Foundation*, deux tiers des Américains ne dorment pas suffisamment. Plus de 100 000 accidents de la route entraînant 6 000 morts sont causés chaque année par des conducteurs qui se sont endormis au volant.

Du point de vue ayurvédique, les différents types de corps ont besoin de différentes quantités de sommeil, mais les cycles du sommeil demeurent essentiels pour que le corps et l'esprit puissent récupérer après de longues périodes d'activité à l'état d'éveil. Étant donné l'activité incessante de la vie moderne, il était sans doute inévitable que ce médicament voie le jour. Mais l'équilibre entre le cycle du sommeil et celui de l'activité est si essentiel à la vie que je crois qu'en restant éveillés au-delà de nos limites, nous nuirons à notre santé physique et émotionnelle.

*
* *

## MOINS DE SOMMEIL

### Question :

Je me sens très facilement fatiguée et en manque d'énergie. J'aimerais avoir plus d'énergie pour accomplir mes nombreuses tâches quotidiennes. J'ai besoin d'au moins huit heures de sommeil par nuit pour me sentir reposée. Je me dis toujours que si j'étais comme ces personnes qui n'ont besoin que de quatre heures de sommeil par nuit, je pourrais accomplir une fois et demie plus de tâches que je le peux maintenant. Je comprends qu'il faut maintenir un certain équilibre en fonction de notre type de corps, mais y a-t-il une valeur positive (spirituelle) à entraîner notre corps à dormir moins ?

### Réponse :

L'intelligence du corps sait de combien d'heures de sommeil il a besoin. Alors, au lieu d'essayer de décider ce qui est le mieux pour votre corps en fonction de toutes les tâches que vous voulez accomplir, je vous recommande de continuer de dormir huit heures par nuit pour vous sentir reposée. L'ayurveda recommande de se coucher plus tôt le soir et de se lever avant l'aube. Vous pourriez découvrir qu'en vous couchant plus tôt le soir, vous aurez éventuellement besoin de moins de huit heures de sommeil. Le fait de vous lever tôt peut aussi vous aider à vous sentir moins agitée et pressée durant la journée, et vous pourriez découvrir que vous êtes plus efficace et productive dans l'accomplissement de vos tâches quotidiennes.

*
* *

## FILMS D'HORREUR

**Question :**

Quand j'étais enfant, mes parents regardaient des films d'horreur comme ceux avec Boris Karloff et Vincent Price. Il s'y dégageait une ambiance extrêmement effrayante, avec de la musique sinistre, des cimetières, des nuits sombres et des morts qui sortaient de leur cercueil. J'étais vraiment effrayée. Et cela n'aidait pas lorsque pour aller me coucher (ou simplement aller aux toilettes), je devais marcher dans un long corridor sombre. Il y faisait toujours un froid glacial parce qu'à cette époque, les gens ne chauffaient que les pièces dans lesquelles ils se trouvaient. Mes parents n'avaient de toute évidence aucune idée de l'effet que ces films avaient sur moi. Et j'étais une enfant timide qui ne disait rien. Il ne m'est jamais venu à l'idée, à l'âge de huit ou neuf ans, de simplement me lever et quitter la pièce. C'était notre divertissement du samedi soir dans les années 1950. Mais j'allais me coucher en craignant la nuit et en étant terrifiée par les vampires et les morts. J'ai toujours cru que ces scénarios étaient basés sur des faits. Mais j'ai grandi et j'ai découvert des choses plus excitantes dans la vie, si bien que j'ai oublié ces films d'horreur. Sauf que je prends des somnifères depuis 30 ans et je suis encore traumatisée par la noirceur et le froid. Cette horrible peur est donc toujours présente et j'ai recommencé à la ressentir. Je suis au milieu de la cinquantaine. Que puis-je faire ? La raison me dit que ce ne sont que des bêtises – jusqu'au soir. Nous venons de déménager près d'un terrain de golf et je déteste cela parce que le soir, c'est sombre et silencieux et il n'y a pas de réverbères pour dissiper ma peur. Aussi, je dois cesser de prendre des somnifères, car ils ne m'aident pas à bien dormir de toute façon, et je me sens toujours fatiguée.

Je ne sais pas quoi faire. Je pense encore que toutes ces horreurs doivent être basées sur des faits – personne n'aurait pu les inventer, n'est-ce pas ? J'apprécierais beaucoup vos conseils à ce sujet. Cela gâche ma vie et mon mariage, car les somnifères me donnent la gueule de bois et je manque d'énergie pour accomplir tout ce que je veux. J'éprouve du ressentiment envers mes parents. Je trouve qu'ils ont été irresponsables. Je leur en ai parlé une fois et ils se sont contentés de dire : « Oh ! Ce ne sont que des histoires à faire peur. » Ils n'ont rien compris.

**Réponse :**

Non, ces histoires ne sont pas basées sur des faits. Le monstre du D$^r$ Frankenstein n'a jamais existé, ni les créatures des marais, ni les zombies mangeurs de cerveaux, ni les momies titubantes. Si votre trouble du sommeil de plus 40 ans est relié aux images d'horreur de ces vieux films, vous devriez consulter afin de revisiter cet état de conscience de votre enfance avec votre Moi adulte et ainsi vous libérer des émotions associées à ces souvenirs traumatisants.

Si vous vous en sentez capable, vous pourriez aussi effectuer par vous-même une simple thérapie de la réalité. Effectuez une recherche sur quelques-uns de ces vieux films : comment on a créé les effets spéciaux et comment on a conçu et modifié le scénario. Puis, louez les films et regardez-les avec des amis lors d'une chaude journée ensoleillée. Avec vos amis, essayez de trouver des clichés kitsch dont vous pourriez vous moquer. Voyez l'humour cabotin dans les accessoires de pacotille et les dialogues ridicules. Discutez de la façon dont ils ont conçu les différents effets spéciaux. Demandez-vous comment on pourrait rendre ces scénarios encore plus réalistes maintenant. Et c'est d'ailleurs mieux si vous pouvez louer un film qui comprend aussi les commentaires du réalisateur.

Si vous devez vous adapter progressivement à cette expérience, commencez en coupant le son ou en faisant jouer une musique de fond plus joyeuse. Cela rompra l'ambiance créée par la musique effrayante. Tout ceci vise à examiner la vision que vous aviez durant votre enfance, à comprendre que ces histoires ne sont pas vraies et à découvrir comment elles ont été créées. Si vous pouvez apprendre à rire de ces films, vous serez alors libérée de leurs souvenirs. Ensuite, vous devriez rechercher des expériences rassurantes et réconfortantes à associer à la nuit. Vous pourrez alors associer ces sentiments positifs et rassurants à la noirceur et au sommeil. Si vos somnifères vous ont été prescrits, demandez à votre médecin comment cesser de les prendre.

# LE BIEN-ÊTRE ÉMOTIONNEL

## LES ÉMOTIONS

**Question :**

Pourriez-vous parler un peu des émotions ? Comment peut-on les ressentir sans nous laisser envahir par elles et les laisser nous décentrer ? Ce n'est pas que je tiens à être froid et sans émotions, mais j'aime aussi la sensation d'être centré. Est-ce que les émotions sont le fruit de notre ego ? Ou y a-t-il des émotions qui proviennent également de notre essence ou de notre véritable Moi ?

**Réponse :**

Les émotions jouent un grand rôle dans notre expérience de vie, mais jusqu'à quel point elles reflètent notre essence varie radicalement d'une personne à l'autre. Pour vous libérer spirituellement de la tyrannie des émotions, vous devez essentiellement vous identifier à votre

Moi intérieur comme étant qui vous êtes ; vous n'êtes pas les sentiments passagers que vous ressentez. Il est courant de croire à tort que ce changement de perception signifie que nous devenons froids et sans émotions, mais ce n'est pas le cas. Nous pouvons beaucoup mieux aimer les autres et apprécier la vie quand nous savons qui nous sommes vraiment – la personne qui apprécie la vie et aime les gens. Sinon, ce sont nos émotions qui vivent à travers nous et non pas nous qui vivons à travers nos émotions.

*
* *

## LIBÉRATION ÉMOTIONNELLE

### Question :

Quand je pratique la technique de la libération émotionnelle, je ne sais pas toujours comment identifier *quelle* émotion je ressens, car j'ai parfois l'impression qu'il pourrait s'agir d'une parmi tant d'autres. Par exemple, j'ai parfois l'impression de ressentir en même temps de la colère, de la jalousie et du rejet. Comment puis-je l'identifier correctement ? Y a-t-il un ordre qui détermine quelles émotions sont plus importantes à extirper que d'autres ?

**Réponse :**

La façon la plus simple d'identifier vos émotions est d'être à l'écoute de votre corps. Chaque émotion a une contrepartie physiologique. Fermez les yeux et sentez dans votre corps la sensation que vous avez qui est associée à votre émotion. Cette émotion sera localisée quelque part dans votre corps. Il pourrait s'agir d'un sentiment de vide dans votre ventre, d'une pression dans votre tête ou d'un serrement à la poitrine. Identifiez l'endroit où vous ressentez la sensation, puis décrivez-la. Ce n'est pas grave si vous ne parvenez pas à l'associer à une seule émotion. Énumérez les différentes émotions que vous ressentez, puis essayez de vous en libérer une après l'autre. Vous n'êtes pas obligé de donner la priorité à telle ou telle émotion ; commencez simplement par celle qui vous procure la plus grande sensation physique.

*
* *

## ÊTRE HEUREUX

**Question :**

Est-ce si important qu'une personne soit heureuse ou non pour connaître l'illumination ? Je suis assez heureuse la majeure partie du temps et je sens que j'évolue, mais quand je suis déprimée, on dirait que mon évolution cesse. Est-ce un effet réel ou est-ce seulement le fruit de mon imagination ?

**Réponse :**

Le bonheur est l'état naturel et normal de la vie, alors être heureux *est* de la plus grande importance. Notre réussite et l'accomplissement de nos désirs résultent de ce sentiment intérieur de bien-être et de contentement. Un homme sage a déjà dit : « Nous avons un nombre infini de raisons d'être heureux. Rien ne devrait être pris au sérieux dans la vie, sinon la joie de vivre. Notre seule responsabilité sérieuse est de ne pas être sérieux. »

Pour être heureux, il suffit d'apprendre à apprécier le miracle de la vie dans le moment présent. Le bonheur nous maintient dans un état de conscience simple, enfantin et innocent, qui est essentiellement la conscience de soi. Ce bonheur est comme une fragrance céleste qui attire vers vous toutes les bonnes choses de la vie.

*
* *

## LA COLÈRE

**Question :**

J'ai une question à propos de la colère. Je n'aime pas être fâché et j'ai souvent tendance à contenir ma colère en prétendant que je suis au-dessus de ce genre de sentiment. Je me retire de la situation, que ce soit physiquement ou émotionnellement. Quand je fais cela, je me retrouve souvent triste et impuissant. Je crois que je ne sais pas vraiment quoi faire quand je ressens de la colère. Quel est le but de la colère ? Il doit y avoir une façon de l'utiliser pour unir plutôt que pour créer encore plus de séparation.

**Réponse :**

Nous ressentons de la colère quand nous percevons que notre désir se butte à une opposition. La plupart des colères peuvent être évitées lorsque nous cessons de nous identifier à tort à nos désirs et que nous laissons la Nature organiser un meilleur résultat. Lorsque nous apprenons à être un témoin silencieux, nous ne nous fâchons pas quand nos désirs ne sont pas comblés, parce que nous n'y avons pas investi notre ego. Nous pouvons ainsi demeurer centrés et détendus pendant que la force de l'évolution trouve une façon d'éliminer l'obstacle.

Lorsque vous êtes fâché contre quelque chose, au lieu de vous retirer émotionnellement, vivez pleinement l'expérience jusqu'à ce que vous trouviez la vérité sur votre véritable nature qui se cache derrière cette colère. Vous verrez alors combien elle est inutile et vous vous libérerez ainsi de son emprise.

*<br>* *

## UNE ESTIME DE SOI VACILLANTE

**Question :**

Quand j'étais enfant et une jeune adulte, j'avais une très faible estime de moi-même. Ces dernières années, j'ai fait beaucoup de progrès pour apprendre à m'aimer, à croire en moi et à me sentir bien d'être qui je suis. J'y suis parvenue en lisant des livres d'inspiration, en choisissant des amis qui sont positifs et sains et en méditant. Cependant, il m'arrive encore de penser que je n'ai pas de valeur et que je ne suis pas à la hauteur. J'essaie d'être vraiment consciente de ces sentiments même s'ils sont douloureux. Voici ma question : jusqu'à quel point est-ce réaliste d'avoir pour objectif de me guérir suffisamment au point de toujours me sentir positive, méritante et estimable sans jamais ressentir de l'insécurité, de la peur ou de la négativité ? Y a-t-il des sentiments normaux (négatifs) qu'une personne peut éprouver envers elle-même même si, en général, elle possède ce qui est considéré comme une saine ou une bonne estime de soi ?

Est-ce que le simple fait d'être un être humain signifie qu'il nous arrive de douter de nous-mêmes et d'avoir peur, peu importe si nous avons reçu une éducation positive ?

**Réponse :**

Durant notre cheminement vers la découverte de nous-mêmes, nous pouvons nous attendre à continuer d'éprouver une vaste gamme d'émotions – qui sont en montagnes russes. Même en acquérant une meilleure estime de vous-même, cela ne veut pas dire que vous ne connaîtrez pas des épisodes de doute ou un sentiment d'inaptitude. Voyez ces situations comme des occasions de guérir et d'examiner certaines parts d'ombre en vous jusqu'ici inconnues, qui sont maintenant prêtes à faire partie intégrante de votre Moi supérieur. La nature illusoire et paralysante des sentiments de peur et d'inaptitude vont éventuellement disparaître à tout jamais. Cependant, le but général n'est pas de nous sentir en tout temps positifs, courageux ou méritants, mais plutôt d'être pleinement présents, ouverts et aimants envers qui nous sommes et ce que nous ressentons dans le moment présent, que ce soit de la joie ou de la tristesse, de la confiance ou de la méfiance.

*
\* \*

## TRISTESSE À L'AUTOMNE

**Question :**

En automne, je ressens toujours de la tristesse. Les feuilles tombent, il fait plus froid dehors, il y a moins de soleil, et on dirait que les gens ne sont plus eux-mêmes. Est-ce que je fais de la projection ou bien est-ce que d'autres personnes ressentent la même chose ?

**Réponse :**

Alors que de nombreuses personnes éprouvent les mêmes sentiments que vous durant les mois d'automne, il ne serait pas exact de dire qu'à l'automne, personne ne se sent comme en temps normal. À mesure que l'été fait place à l'automne, le monde autour de nous connaît une transformation cyclique des lois de la Nature, qui vont d'un rayonnement de vitalité dynamique dirigée vers l'extérieur, à une énergie plus paisible dirigée vers l'intérieur. Les personnes sensibles à ce changement dans la nature peuvent se sentir moins exubérantes émotionnellement et, par le fait même, ressentir de la tristesse en contraste avec la saison précédente. Sur le plan émotionnel, il s'agit d'une bonne période de l'année pour réfléchir, faire le point, exprimer notre gratitude et chercher en nous de la force et de la guidance. Si nous pouvons apprendre à aligner nos sentiments sur les changements des saisons, nous devrions alors être capables de voir la beauté, la joie et la paix inhérentes à chaque saison.

\*
\* \*

## LE BONHEUR AU-DELÀ DES CIRCONSTANCES EXTÉRIEURES

### Question :

J'ai effectué un long travail sur moi-même pour me débarrasser de ma colère, de ma dépression et d'autres pensées et opinions négatives qui m'ont empêchée d'avancer dans la vie. Et durant des journées comme aujourd'hui, je constate que j'ai encore beaucoup de chemin à parcourir. Comment puis-je arriver à faire en sorte que mon bonheur quotidien soit un état d'esprit et qu'il ne dépende pas des circonstances ? Je me sens heureuse quand mes collègues de travail veulent prendre un verre avec moi. Puis, je deviens déprimée quand ils parlent de tout ce qu'ils ont – une famille, une maison, des enfants, des relations –, toutes des choses que je n'ai pas. Je les aime et je suis heureuse pour eux, mais pourquoi leur bonheur me rend-il si morose ? Je me sens tellement méchante et en manque quand cela se produit, mais peu importe ce que je fais ou ce que je me dis, ce chagrin persiste.

J'ai appris une technique de méditation et j'ai commencé à faire de l'exercice et à surveiller mon alimentation pour m'aider à avoir une vie plus saine, mais ces sentiments demeurent en moi peu importe mon poids ou mon emploi. Parce que je ne me suis jamais mariée et que je n'ai pas d'enfants, ni de petit ami, j'ai toujours le sentiment d'être à part des autres. Ce sentiment est toujours renforcé lors de mes interactions sociales. Est-ce que certaines personnes sont simplement destinées à vouloir tout ce qu'elles n'ont pas ?

**Réponse :**

Le travail que vous avez effectué pour vous débarrasser de votre colère et de votre dépression vous a grandement aidée et préparée à entreprendre la prochaine démarche pour trouver le bien-être. Les gens ne sont pas destinés à vouloir ce qu'ils n'ont pas, mais ils sont socialement conditionnés à vouloir certaines choses et à croire que le fait de les obtenir les rendra heureux. Pour vous libérer de ce conditionnement, vous devez faire l'apprentissage expérientiel de votre Moi fondamental et chercher la Vérité qui se trouve au-delà de votre propre version de la vérité. Vous croyez à tort que vous êtes malheureuse parce que vous n'avez pas de partenaire, d'enfants ou de maison. C'est en fait la *pensée* que vous avez besoin de ces personnes et de ces choses qui vous rend malheureuse, non pas les personnes et les choses en soi. Si vous passiez du temps avec vos amis après le travail, sans nourrir cette pensée que vous devez avoir ce qu'ils ont, vous n'auriez pas l'impression d'être à part et vous apprécieriez simplement leur compagnie pour qui ils sont. Quand vous verrez que vous entretenez cette pensée erronée au lieu de vivre votre réalité dans le moment présent, vous pourrez alors vous libérer de ces pensées et de ces croyances qui vous emprisonnent dans des réactions émotionnelles affligeantes.

*
* *

## MAUVAISES NOUVELLES

### Question :

Si vous êtes témoin de quelque chose d'horrible ou de troublant (comme les nouvelles ou la mort d'un animal dans la rue), pouvez-vous choisir de ne pas y penser pour ne pas vous sentir mal ? Je me sens mal sur le coup, mais je passe vite à autre chose. Est-ce que je passe à côté de quelque chose sur le plan spirituel en adoptant cette approche « loin des yeux, loin du cœur » pour éviter d'être compatissante ? Je ressens de la compassion, mais combien de temps devrais-je être affligée du malheur des autres ?

**Réponse :**

Nous pouvons certes choisir de ne pas penser à des événements troublants si nous le voulons, mais éviter la question dans le but de ne pas souffrir ne fonctionne que si nous faisons comme si nous n'étions pas liés à ces événements ou influencés par ceux-ci. De toute évidence, le choix du déni ne fonctionnera que pendant une durée limitée. Nous finirons par nous sentir obligés de confronter nos sentiments d'origine. En réagissant correctement aux nouvelles affligeantes dans le moment présent, nous nous assurons d'avoir des émotions saines, équilibrées et appropriées. Cela ne veut pas dire que nous devrions nous complaire dans la misère que nous voyons partout ; nous devons simplement affronter ces sentiments au moment où nous les ressentons.

*
\* \*

## PERSONNES COLÉRIQUES

**Question :**

Comment composer avec des personnes colériques ? J'ai une collègue de travail qui est continuellement fâchée et qui insulte les gens. Avant, je répliquais et cela la rendait encore plus colérique. Maintenant, je fais preuve d'amour et j'adopte une attitude coopérative pendant qu'elle déverse sa colère. (Disons que je suis un peu plus calme.) Je ne cesse de me dire qu'elle ne peut pas me faire grand-chose, car j'ai décidé de ne pas me laisser affecter. Mais je dois avouer que cela nécessite des nerfs d'acier.

**Réponse :**

La clé est de ne pas prendre les choses personnellement, peu importe si elle dirige sa colère contre vous ou pas. Sa colère est une expression de sa propre frustration dans la vie. Si vous pouvez éprouver du respect et de la compassion pour la personne blessée qui se trouve derrière cette colère, vous pourrez alors éviter de tomber dans le piège et de réagir avec la même colère. Reconnaissez les sentiments que la personne exprime pour ce qu'ils sont, sans les juger. Puis soyez à l'écoute de toute information pertinente contenue dans sa colère qui vous permettrait de réagir de manière productive.

En même temps, il ne faut pas prétendre que vous êtes insensible à sa colère. Remarquez quelles réactions surgissent en vous quand elle déverse sa colère. Respirez profondément en ressentant ce qui se produit dans votre corps. Les fortes émotions que la colère de votre collègue fait surgir en vous ne sont en fait qu'une réaction de défense pour protéger la version limitée et conditionnée de votre ancien moi. Votre véritable Moi n'est pas menacé et n'a pas besoin d'être protégé. Sachant cela, continuez de respirer afin de vous libérer de votre vieux conditionnement.

Avec le temps, vous pourrez vous servir de ces crises de colère pour vous débarrasser des débris de votre ancien moi et vous ouvrir ainsi à un amour plus grand qui est en vous.

*
* *

**VISION POSITIVE**

**Question :**

Votre vision de la vie est très positive et édifiante. Mais nous avons beau penser positivement, il arrive que des événements et des situations nous ramènent dans un état négatif. Pourquoi ?

**Réponse :**

Au lieu d'essayer de rendre la vie positive et d'éviter la négativité, je trouve plus utile d'aborder chaque journée sans avoir d'attentes et sans juger ce qui est bien ou mal, ce qui est positif ou négatif. Quand nous essayons de rendre une chose positive, nous résistons en fait à la réalité présente et nous essayons de la rendre différente en fonction de notre conditionnement passé et de nos idéaux. Cela signifie que nous n'assumons pas la réalité telle qu'elle est. Lorsque nous sommes ouverts à l'ensemble de notre expérience actuelle, sans juger ni avoir d'attentes, nous pouvons alors réagir plus efficacement à une situation, qu'il s'agisse d'une expérience positive ou négative. Ainsi, nous apprenons à fonctionner en harmonie avec la force de l'évolution de la vie, plutôt que de laisser notre ego remporter de petites victoires qui seront ensuite balayées par des événements négatifs plus importants.

*
* *

## DIFFICULTÉ À DEMEURER POSITIF

**Question :**

Pourquoi est-ce si difficile de demeurer positif ? Je lis, je tiens un journal et je m'efforce d'être positif, mais je suis souvent envahi par la peur et le doute. J'ai fait beaucoup d'efforts depuis environ huit ans pour approfondir ma foi et j'ai réussi, mais je suis un peu découragé par la lenteur de mon cheminement.

**Réponse :**

Notre conditionnement passé a gravé de profonds sillons dans notre conscience, si bien que nous revenons vite à nos anciens conditionnements de peur et de doute. Maintenir une attitude positive ne devrait pas être perçu comme une lutte pour modifier votre volonté actuelle par rapport à celle du passé. La transformation fondamentale passe par la capacité de transcender la positivité et la négativité et d'être dans un état de pure conscience. À partir de là, vous pouvez vous libérer des limitations de vos souvenirs et conditionnements, puis adopter plus facilement un nouveau comportement qui est aligné sur le présent et sur le courant de l'évolution. Le processus peut parfois sembler lent, mais ce qui importe, c'est que vous soyez dirigé dans la bonne direction et que vous évoluiez.

*
* *

## MAÎTRISER SES PENSÉES

**Question :**

Je suis confronté à beaucoup de difficultés dans ma vie. On dirait que le bonheur m'a quitté. Je ne me sens pas heureux et je suis toujours en train de penser et de prendre ma vie trop au sérieux. Je suis inquiet la plupart du temps. Il m'arrive d'avoir des pensées érotiques. J'essaie de prendre sur moi en visant la pureté de l'esprit, du corps et de l'âme. Il m'est arrivé de réussir à maîtriser mes pensées, mais ces derniers jours, je n'ai pas eu l'esprit tranquille, car ces pensées érotiques reviennent constamment. J'ai déjà connu un état de bonheur et de félicité lorsque mon corps, mon esprit et mon âme étaient calmes, sans excitation. Je ne ressentais aucune pensée, aucune inquiétude, seulement du bonheur et de la joie. Mais tout cela a disparu ces derniers jours. Comment puis-je retrouver cet état de bonheur et de joie ? J'ai aussi besoin d'un peu de chance.

**Réponse :**

Je ne vous recommande pas d'essayer de maîtriser vos pensées comme moyen d'atteindre la pureté et le bonheur. Votre état d'esprit inquiet et malheureux n'est pas dû au fait que vous ne maîtrisez pas suffisamment vos pensées. Essayer de subjuguer les pulsions de l'esprit peut en soi contribuer à créer un état d'esprit anxieux qui prend les choses trop au sérieux.

Si vous voulez retrouver le bonheur et la paix d'esprit que vous ressentiez auparavant, faites ce que vous faisiez quand vous n'aviez pas de pensées et d'inquiétudes. Vous n'avez qu'à cultiver cet état de conscience que vous avez décrit et il illuminera votre humeur et vous aidera à créer votre propre chance.

*
* *

## SE MONTRER IRRITABLE

### Question :

Je suis habituellement une fille calme et pacifique qui aime réfléchir aux questions spirituelles et autres sujets semblables. Cependant, depuis quelque temps, je me sens de plus en plus irritable, même avec ceux que j'aime. Je ne veux pas devenir comme le personnage de « Scrooge » dans le monde d'aujourd'hui, car je sais que je suis capable d'aimer et de me soucier des autres (sans mentionner que j'ai peur de la solitude). Mais on dirait que mes tentatives désespérées pour me calmer sont vaines. Que devrais-je faire ?

### Réponse :

Il pourrait y avoir de nombreuses raisons pour lesquelles vous traversez une période d'irritabilité. Vous vous attendiez peut-être à ce que les choses aillent mieux dans un aspect pénible de votre vie ou qu'elles cessent d'exister, mais cela ne s'est pas produit, si bien que votre frustration s'est transformée en irritation dans les autres aspects de votre vie. Quoi qu'il en soit, ce qui est révélateur est que vous avez autant de difficulté à associer ce comportement irritable à l'image d'une personne spirituelle et pacifique. J'ai remarqué que vous avez le mot « ange » dans votre adresse de courriel, ce qui me laisse croire que votre sentiment de bien-être est fortement associé à l'idéal d'une jeune fille douce, légère et aimante. C'est bien et sans aucun doute vrai, mais notre véritable Moi est infiniment plus grand et complet. Dans la vaste plénitude de notre nature spirituelle, nous possédons autant la lumière que l'ombre. Nous sommes joyeux et en paix, autant que nous exprimons parfois de la colère ou de l'irritation. Le fait d'accepter notre part d'ombre comme étant une infime partie de notre Moi supérieur est libérateur, car nous cessons alors de lutter contre notre désir de juger et de nier cette part d'ombre (ce qui la renforce de toute manière). Alors, examinez pour quelles raisons vous êtes irritable et voyez ce que vous pouvez faire pour résoudre la situation. Mais servez-vous aussi de cette irritabilité comme une occasion spirituelle d'abandonner ce jugement à l'effet que vous n'avez pas le droit de vous montrer irritable.

*
* *

**SURMONTER DES SOUVENIRS DOULOUREUX**

**Question :**

Quelle est la meilleure façon de surmonter des souvenirs douloureux, ou de se remettre de situations désagréables qui se sont produites dans le passé ? Ou de pardonner à des gens qui ont changé d'attitude envers moi et qui croient que je suis une mauvaise personne, mais qui ne connaissent pas la vérité à mon sujet ? Comment parvenir à ignorer des gens qui m'ont trahi et qui me regardent comme si je les avais trahis parce qu'ils refusent de croire en la vérité ?

**Réponse :**

La meilleure façon de tourner la page au passé est d'embrasser le moment présent. Lorsque vous vivez pleinement dans le présent, vous lâchez automatiquement prise sur votre passé douloureux. La méditation est un puissant outil pour nourrir la conscience du moment présent parce qu'en ancrant votre être dans le présent éternel, qui est votre véritable Moi, au fond de vous-même, vous prenez conscience de votre identité qui n'est plus tournée vers le passé ou le futur. Le fait de vous sentir en sécurité dans votre véritable Moi vous permettra de reconnaître sans danger votre ancienne douleur, et cette acceptation guérira les blessures qui y sont rattachées.

*
\* \*

# TRANSCENDER LES EXPÉRIENCES ÉMOTIONNELLES

## Question :

Certains chefs spirituels, y compris vous, parlent de la gamme d'émotions que nous ressentons et de la façon de les transcender. J'ai parfois l'impression que nous devons vivre la gamme complète des émotions à un degré extrême, et cette pensée me perturbe. Je ne crois pas que j'essaie d'éviter certaines émotions (quoique je le fais peut-être), mais je ne vois pas vraiment pourquoi je devrais ressentir la douleur intense de certaines personnes afin de comprendre que ce que je suis est bien au-delà de ce qui m'arrive, de mes émotions et de mes pensées. Parfois, je crois que je me retrouve dans des situations difficiles parce que mon Moi supérieur veut sans doute m'enseigner que ce n'est pas la « situation » ou mon humeur qui me définit.

## Réponse :

Pour faire l'expérience de votre véritable nature intérieure, l'idée n'est pas nécessairement de rechercher les expériences difficiles ou intenses sur le plan émotionnel dans le but de les transcender. Être honnêtement dans le moment présent et conscients des expériences qui nous arrivent suffisent pour bien comprendre notre nature essentielle, tout en tenant compte des aspects extérieurs de notre nature émotionnelle.

Par analogie, on pourrait imaginer qu'un écran blanc de cinéma est la base transcendantale sur laquelle toutes les images possibles peuvent être projetées. Pour reconnaître cet écran blanc, il n'est pas nécessaire de projeter sur lui chaque image intense possible. De même, nous ne sommes pas obligés de vivre chaque expérience douloureuse possible pour reconnaître notre témoin silencieux qui sous-tend toute expérience relative.

*
* *

## LE CHOIX DE LA LUMIÈRE

### Question :

Hier soir, j'ai écouté le documentaire *The Shadow Effect* (tiré du livre *Le choix de la lumière*). Je me suis interrogée sur une chose qui a été dite et je veux savoir ce que vous en pensez. Dans le film, on dit que nous devons accepter toutes nos émotions et tous nos sentiments, tant négatifs que positifs. Est-ce que cela signifie que nous pouvons agir à partir de certaines pulsions négatives de notre part d'ombre, et que ça fait partie de notre évolution ? Ou est-ce que le défi consiste à accepter ces sentiments sombres sans agir en conséquence ? Est-ce que la part d'ombre du démon « gagne » quand nous agissons à partir de ces émotions négatives ? Merci de nous éclairer à ce sujet. Nous sommes bénis de vous avoir.

**Réponse :**

Accepter nos sentiments signifie simplement que nous les identifions comme étant notre héritage émotionnel. Cela ne signifie pas que nous les encourageons ou que nous agissons en conséquence. L'impact négatif de nos émotions négatives ne vient pas tant de notre première réaction, mais de notre jugement ultérieur face à notre action – nous la rejetons et la nions jusqu'à ce qu'elle devienne un monstre. La guérison résulte de notre capacité à accepter la douleur causée par notre réaction initiale comme faisant partie de notre expérience humaine. Cela ne veut pas dire que la douleur et la part d'ombre constituent notre véritable Moi, ou notre Moi complet. Celles-ci ne sont qu'une infime partie de notre histoire, et cette histoire n'est complète que si tout y est inclus. En rassemblant tous les fragments de notre vie que nous avons enfouis ou refoulés dans le passé, nous retrouverons alors un sentiment de paix, de puissance et de plénitude.

# LA SANTÉ MENTALE

**SE SENTIR BLOQUÉ**

**Question :**

Je me demande si vous pouvez donner votre avis sur le sentiment d'être « bloqué », comme lorsqu'une personne ne peut pas aller de l'avant ou compléter un projet créatif qu'elle a commencé. Je sais que c'est courant chez l'être humain et c'est pour cette raison que je pose la question. Chez moi, ce sentiment se manifeste comme une pression dans la poitrine et c'est comme si j'étais clouée sur place et que je ne pouvais plus bouger. Est-ce la peur ? Je médite depuis presque huit ans, je suis généralement heureuse et j'aime la vie, mais parfois je me sens paralysée, comme un cerf aveuglé par les phares d'un véhicule.

**Réponse :**

Le fait de se sentir bloqué résulte habituellement d'une sorte de peur ou quelque chose du genre. Vous devrez découvrir par vous-même de quelle sorte de peur il s'agit. Comme vous connaissez beaucoup de joie et de bonheur dans votre vie en général, vous ne percevez peut-être pas un lien évident avec ce blocage dans votre cœur.

Vous pourriez commencer par aller au fond de ce blocage émotionnel, en fermant les yeux et en sentant physiquement la pression dans votre poitrine. Prêtez bien attention à tous les aspects de votre ressenti, y compris les images et les émotions qui vous viennent à l'esprit. Vous pourriez tenir un journal pour noter et clarifier toute l'information qui émerge. À mesure que vous vous rapprochez du cœur même de ces émotions, vous pourriez sentir le besoin de vous arrêter, puis simplement les traiter en inspirant et en expirant profondément, et laisser le témoin silencieux en vous observer le processus entier avec compassion et pardon. Au bout d'un moment, vous saurez clairement en quoi consiste votre blocage, et à force de clarifier la chose, vous sentirez de plus en plus d'ouverture et de légèreté au lieu de ce qui vous paraissait lourd et bloqué.

*
\* \*

# L'ANXIÉTÉ DE LA SÉPARATION

## Question :

Depuis ma séparation avec la mère de mes enfants, il y a six ans, je suis devenu plus sensible. Je suis capable d'apprécier les petites choses qui rendent ma vie heureuse, mais je suis aussi beaucoup plus porté à ressentir de l'anxiété. Tout ce qui concerne ma séparation me rend très anxieux. Cette anxiété est localisée dans ma poitrine, dans la région du cœur, et elle est si puissante que cela me donne l'impression que je pourrais la saisir et la retirer de mon corps.

Je suis heureux d'avoir trouvé mon âme sœur, mais je continue de ressentir cette anxiété de temps à autre. Mes enfants (12 et 18 ans) habitent chez moi toutes les deux semaines. Ils retournent chez leur mère le vendredi et cela me fait très mal. J'ai habituellement l'impression que je n'en ai pas assez fait.

Je panique et je ressens également de l'anxiété parce que ma fille va quitter la maison l'année prochaine. Et dans quelques années, mon garçon va également s'en aller. Et le « syndrome du nid vide » m'effraie ! J'ai demandé à ma nouvelle partenaire si elle voulait avoir des enfants, mais elle dit qu'elle est trop âgée (elle a 45 ans) et que si elle avait de nouveau des enfants, elle s'inquiéterait trop pour eux. L'idée du nid vide ne semble pas la déranger.

Je prends parfois des plantes médicinales ayurvédiques pour soulager mon anxiété. Le vaidya dit que ce n'est pas inhabituel de ressentir de l'anxiété à mon âge quand les enfants grandissent et que cela entraîne beaucoup de changements. Voir ses enfants grandir représente aussi une sorte de séparation.

Mes parents ont maintenant plus de 70 ans et je prends conscience qu'ils ne seront pas là pour toujours et cela me rend anxieux également.

Je ressens même de l'anxiété quand une de mes émissions de télévision préférées prend fin. Je crois que j'ai toujours ressenti de l'anxiété face à tout genre de séparation. On dirait que tout n'est que séparation dans ce monde, et toutes ces séparations font de ce monde un « enfer ».

Personnellement, je me sens sans âge et intemporel. Mais le monde autour de moi cause trop de séparations. Avez-vous des conseils à me donner ?

**Réponse :**

Je vous suggère d'apprendre l'EFT (la technique de libération émotionnelle) pour composer avec votre anxiété quand elle surgit. Vous pouvez aussi examiner plus profondément les croyances sous-jacentes à votre anxiété et trouver de nouvelles façons de voir les choses. Par exemple, l'anxiété que vous ressentez à l'idée d'être séparé de vos êtres chers pourrait être liée à une croyance plus fondamentale que tout doit demeurer immuable dans votre vie afin de vous sentir en sécurité – les mêmes personnes qui ne changent pas et les mêmes sentiments. Mais une telle croyance ne peut que causer de la déception parce que tout dans ce monde relatif est en constant changement.

Comme Héraclite nous le dit, on ne peut descendre deux fois dans le même fleuve. La vie est un flot constant d'expériences, différentes d'une fois à l'autre. Le soleil se lève et se couche ; les saisons défilent les unes après les autres ; nous naissons dans la réalité physique, nous tissons des liens relationnels, puis nous quittons notre réalité physique. Ce sont les cycles inévitables de l'existence relative, et comme Krishna l'a dit à Arjuna : « Ce qui est inévitable ne devrait te causer d'affliction. »

Voyez l'intemporalité et l'immuabilité en votre Moi supérieur et non pas dans le monde extérieur en constant changement. Trouvez des façons d'accueillir les changements constants de la vie et d'en être reconnaissant au lieu d'y résister. Trouvez des héros, des modèles qui ont appris à danser avec le flot constant des changements créatifs tout en demeurant joyeux et paisiblement ancrés dans ce centre serein qu'est leur véritable Moi.

*
\* \*

## DÉCONNECTÉ DE LA RÉALITÉ

**Question :**

J'ai le sentiment d'être déconnecté de la réalité et cela cause souvent chez moi de la nervosité et de la panique. Je me demande ce que je pourrais faire pour corriger cette sensation. Elle perturbe ma vie et je voudrais la surmonter.

**Réponse :**

Le sentiment d'être déconnecté de la réalité est habituellement associé à un déséquilibre du vata dosha. Essayez des choses simples pour pacifier le vata. Passez plus de temps dans la nature. Reliez-vous aux sensations de votre corps et aux sensations physiques dans votre environnement. L'exercice physique, comme la marche ou la natation, peut être utile. Ne mangez pas des aliments qui aggravent le vata ; mangez des aliments plus lourds que vous pouvez tout de même bien digérer – ils vous aideront à vous ancrer. Évitez l'activité mentale trop agitée et les situations qui causent de l'anxiété. Faites l'effort d'entrer en lien avec les autres. Allez vous divertir avec des amis ou passez du temps à jouer avec les enfants.

*
* *

## L'APITOIEMENT ET LA DÉPRESSION

### Question :

Je n'arrête pas de m'apitoyer sur mon sort. J'ai le sentiment que rien ne fonctionne pour moi et que tout le monde réussit mieux que moi. Tout le monde voyage et accomplit des choses, mais pas moi. Je me sens vraiment épuisé, car en 28 ans, je n'ai eu que 45 jours de vacances. Je souffre d'une dépression depuis longtemps et je prends des médicaments pour cela, mais je n'arrive pas à ressentir de l'espoir et à être optimiste. Que puis-je faire pour me sentir mieux ?

### Réponse :

Entre autres, une raison pour laquelle vous vous apitoyez sur votre sort est que vous comparez votre vie à celle des autres. Les vacances et les réussites professionnelles sont des circonstances extérieures ; elles ne sont pas qui vous êtes et la façon dont vous devriez vous valoriser. Lorsque vous commencez à vous apitoyer sur vous-même, regardez dans le miroir et dites-vous que vous êtes votre âme et non pas votre corps, ou votre emploi ou la relation dans laquelle vous êtes. Votre essence est divine et complète en soi et cela signifie que personne n'est mieux que vous ou plus important que vous, et personne n'est moins bien que vous ou inférieur à vous.

Vous avez tout dans votre vie en ce moment pour être plus heureux. Vous n'avez qu'à vous libérer de votre ancienne façon conditionnée de vous voir et à accueillir la force et la sagesse de votre véritable Moi.

Vous dites que vous prenez des antidépresseurs depuis longtemps et que vous ne vous sentez pas mieux. Parlez-en à votre médecin et voyez s'il peut vous recommander certains traitements de la médecine alternative.

*
\* \*

## LE DÉSESPOIR

### Question :

Je vous envoie cette lettre parce que je suis désespéré et que j'ai perdu tout espoir en l'avenir. Vous semblez être le seul qui pourrait comprendre mes pensées. Que diriez-vous d'un homme qui a passé sa vie entière à lutter pour être heureux, qui a été bon pour les autres, qui a toujours essayé de faire de son mieux, mais qui est continuellement écrasé par les autres et par les circonstances au point qu'il n'est plus capable de ressentir quoi que ce soit de bien dans son corps, dans son esprit et dans sa conscience ? Quand il essaie de décrire ce qu'il ressent, on lui dit qu'il est fou, et il ne sent plus que les gens prennent ses paroles au sérieux. Si nous avons renoncé à ce monde et à tous ceux qui l'habitent, ne pouvons-nous pas passer à une autre conscience ? Je ne vois aucun avantage à continuer de souffrir dans mon âme. Je ne peux pas rester ici plus longtemps. Y a-t-il quelque chose, n'importe quoi, qui pourrait me redonner le désir de vivre plutôt que d'être amer de faire partie de ce monde ? J'avance lentement vers un précipice et, chaque jour, je sens les autres me pousser encore plus près, comme s'ils ne m'entendaient pas pleurer.

**Réponse :**

D'abord, je vous recommande de consulter immédiatement quelqu'un en qui vous avez confiance pour pouvoir parler de ces sentiments. Dites-lui ce à quoi vous pensez et pourquoi vous vous sentez ainsi. Dans un forum comme celui-ci, je ne peux pas vous redonner le désir de faire partie de ce monde. Vous croyez à tort que vous ne vivez pas les mêmes expériences que ceux qui aiment et embrassent la vie. Mais comme vous êtes en dépression, l'état d'esprit dans lequel vous êtes – où vous ne voyez pas l'utilité de lutter, où vous vous sentez rejeté et sans espoir –, limite ce que vous êtes capable de remarquer et de ressentir. Il est difficile de reconnaître qu'il y a une autre façon de voir les choses lorsque vous éprouvez un tel sentiment de désespoir, mais si vous pouvez obtenir de l'aide pour vous libérer de votre vision du monde où vous ne cessez de lutter, vous pourrez alors voir que de nombreux choix s'offrent à vous. À partir de là, vous pourrez trouver une façon différente de vivre, où vous ne vous sentirez pas à la merci de forces accablantes et malveillantes.

*
* *

## LES PROGRÈS ET LA DÉPRESSION

**Question :**

Après avoir lutté pour essayer de transformer positivement ma vie depuis environ un an, j'ai remarqué que très peu de mes efforts demeurent permanents. Le matin, lorsque je me réveille, j'ai du mal à me rappeler ce que je ressentais de positif avant de m'endormir. Beaucoup de gens identifient cela comme de la dépression, et après avoir lu récemment quels en sont les symptômes, je crois que je souffre d'une dépression majeure. Voici ma question : comment peut-on apporter un changement permanent dans notre vie quand nous souffrons de dépression, ce qui donne l'impression que chaque journée est sans espoir et effrayante ? J'essaie de me sentir en paix avec cette situation, mais en réalité, j'ai l'impression de suffoquer à chaque jour. S'il vous plaît, aidez-moi si vous le pouvez.

**Réponse :**

La priorité pour vous est de traiter votre dépression. Une fois que vous vous sentirez mieux, vous aurez alors une base pour transformer personnellement votre vie. La difficulté avec la dépression est qu'elle teinte la façon dont vous vous percevez et percevez vos progrès. Selon des critères objectifs, vous faites peut-être beaucoup de progrès, mais la perception que vous avez de vous-même à travers le prisme de votre dépression vous dit que rien n'a changé, ou même que les choses se sont aggravées.

Il vous faut chercher de l'aide pour soigner votre dépression, ainsi vous pourrez avancer dans la vie de façon plus satisfaisante.

*
* *

## LA SCHIZOPHRÉNIE

**Question :**

Mon frère semble souffrir des symptômes de la schizophrénie paranoïde. Il a 26 ans et il vit dans le Maryland. J'habite en Californie, et la semaine dernière il m'a téléphoné pour me confier qu'il était victime d'un complot : quelqu'un avait mis son téléphone sous écoute, il manipulait sa télévision et le surveillait constamment. Il a ajouté qu'il est sur le point de résoudre un problème mathématique qui va changer le monde, et que les autorités ont placé des micros chez lui. J'ai immédiatement appelé mes parents, mais ni l'un ni l'autre ne veut faire face au problème. Chacun a dit qu'il n'y a rien à faire pour lui à moins qu'il veuille être aidé. Ils ne lui donnent pas d'amour et ne veulent pas qu'il vive chez eux. Pour ma part, je lui parle régulièrement et je lui montre mon affection. Je crois qu'il couve cette maladie depuis des années et qu'elle a pour origine le divorce orageux de mes parents, il y a 15 ans. Mon père refuse toujours de parler à ma mère. Chacun blâme l'autre pour la maladie de mon frère. Ils se servent de la maladie de leur fils pour entretenir leurs querelles. Bref, je vous écris parce que j'aimerais avoir votre opinion sur ce que je devrais faire. J'ai 29 ans, j'aspire à être scénariste, mais j'ai un faible revenu. Comment puis-je l'aider ?

**Réponse :**

Il semble effectivement que votre frère souffre d'un problème grave. Le divorce de vos parents a sans doute contribué à son stress, mais personne ne devrait croire que la schizophrénie de votre frère a été *causée* par les actions de quelqu'un d'autre. Il s'agit d'une situation délicate, car il est fort probable qu'il ait besoin d'une aide professionnelle, et il est peut-être problématique de lui faire voir qu'il en a besoin. Comme vous vivez à l'autre bout du pays et que vous semblez être le seul membre de votre famille à vouloir s'impliquer, vous devrez peut-être procéder lentement pour maintenir le lien de confiance et l'amener à reconnaître qu'il a besoin d'aide. Vérifiez auprès des services sociaux dans sa région pour voir ce qui est offert aux gens dans sa situation, puis communiquez avec vos parents pour vérifier s'ils pourraient lui offrir de l'aide également. Votre affection constitue un facteur déterminant pour le bien-être de votre frère, mais même si vous déménagiez avec lui, cela ne suffirait pas à régler sa schizophrénie. Continuez de l'aimer inconditionnellement et de le soutenir, mais faites aussi tout en votre pouvoir pour le convaincre de demander de l'aide pour son problème. Je vous souhaite bonne chance.

*
* *

**MÉDICATION ET CHEMINEMENT SPIRITUEL**

**Question :**

Croyez-vous que, malgré leurs progrès dans leur quête spirituelle, certaines personnes ont besoin de prendre une médication pour soigner leur état mental ? Ou croyez-vous que la méditation et la pratique de la pleine conscience peuvent permettre à tout être humain de trouver la paix de l'esprit ?

**Réponse :**

Je présume que les états auxquels vous faites référence et qui pourraient nécessiter la prise de médicaments sont des états graves, comme les crises psychotiques ou autres maladies semblables. Selon mon expérience, il y a de rares cas où une médication peut aider quelqu'un, à court terme, à faire face à un épisode psychotique extrême. Dans pareils cas, il est préférable de cesser les pratiques spirituelles et la méditation jusqu'à ce que la personne ait retrouvé son équilibre. Encore une fois, selon mon expérience, ces situations qui nécessitent la prise de médicaments sont très rares. Dans la plupart des cas, on peut facilement surmonter les embûches qui parsèment occasionnellement un cheminement spirituel au moyen de diverses thérapies de soutien naturelles.

*
\* \*

**TROUBLE MENTAL, CHOIX ET JUSTICE**

**Question :**

La notion même de troubles mentaux graves, tels que la maniaco-dépression, la schizophrénie, la dépression clinique ou autres troubles de ce genre, me perturbe profondément. Je crois du fond de mon esprit, de mon cœur et de mon âme que nous, les êtres humains, pouvons choisir quelle sera notre expérience ici, sur terre. Au bout du compte, nous pouvons choisir la tristesse ou la joie, le ciel ou l'enfer. Mais il y a des gens qui souffrent affreusement et ils semblent être victimes de leur maladie. J'ai une amie qui souffre de terribles changements d'humeur quand elle ne prend pas son lithium. Présentement, son « choix » est de prendre des médicaments qui lui procurent un équilibre émotionnel stable. Mais Emily Dickinson n'avait pas ce choix. Elle était magnifique, brillante, mais profondément dépressive. Elle s'est tuée parce qu'elle souffrait trop. C'était le cas de nombreuses personnes dans le passé, et ça l'est encore aujourd'hui. J'ai donc deux questions. Comment Emily Dickinson et mon amie auraient-elles pu « choisir » de trouver un équilibre et la santé mentale sans prendre de médicaments ? Fondamentalement, je trouve ça injuste. Les émotions et les sentiments sont là pour nous guider, pas pour nous plonger dans le désespoir. Nous sommes censés être capables de créer des émotions et des sentiments et non pas en être les esclaves. Voici mon autre question : il y a tant de personnes brillantes qui souffrent de troubles de l'humeur et de maladies mentales, comme en témoignent les biographies d'auteurs. Quel est le lien entre la beauté, l'intelligence, la souffrance et le trouble mental ?

**Réponse :**

Pour répondre à votre deuxième question, je ne crois pas qu'il y ait un lien valable entre la beauté et la souffrance. Il est vrai qu'il y a beaucoup d'artistes qui souffrent de graves troubles psychologiques, mais il y a aussi beaucoup d'artistes qui ne sont pas des âmes torturées. Plus précisément, il y a un nombre infini de cas de dépressions ou de troubles mentaux qui n'ont pas entraîné le genre de génie poétique qu'on trouve dans les livres d'Emily Dickinson. Alors qu'il est reconnu que cette poétesse souffrait de dépression, il n'est pas prouvé qu'elle s'est suicidée. Elle a choisi d'exprimer ses émotions au moyen de la poésie plutôt que de les refouler. Elle a choisi de vivre en recluse plutôt que de se marier. Et bien que les maladies mentales, comme la dépression ou la schizophrénie, limitent grandement les choix d'une personne, elles ne les éliminent pas, ou ne font pas de celle-ci une marionnette vouée à un destin quelconque. Je comprends qu'on puisse avoir le sentiment que la maladie mentale est injuste. Tout comme les choses horribles dans le monde, telles que la guerre, la faim et la violence faite aux enfants, ne pourront jamais être justifiées. Cependant, pour guérir et transformer ces expériences douloureuses, nous devons affirmer le pouvoir de nos actions dans le présent et ne pas adopter une philosophie de fatalisme et de déni de notre lien avec le grand tout. Nous ne pouvons peut-être pas comprendre clairement comment notre détresse actuelle est liée au grand tout de notre passé et du passé partagé avec les autres, mais ce manque de compréhension ne signifie pas que ce lien n'existe pas et que la vie est injuste.

# LES DÉPENDANCES

## INSÉCURITÉ ET COMPORTEMENT DE DÉPENDANCE

**Question :**

J'ai remarqué, ou je crois avoir remarqué, combien le sentiment d'insécurité peut déclencher mon propre comportement de dépendance. Quand je suis préoccupé par ma situation financière ou des problèmes au travail, je cède à mes dépendances. Avez-vous remarqué cela chez d'autres personnes ou est-ce une tendance qui m'est particulière ? Y a-t-il un lien spirituel ou une opposition entre la sécurité et les dépendances ?

**Réponse :**

Je crois que l'insécurité et le comportement de dépendance sont basés sur un lien psychologique assez simple. L'anxiété associée à l'insécurité déclenche le comportement de dépendance, comme moyen mal adapté pour la réduire. Être conscient de ce qui déclenche en vous votre comportement de dépendance est une bonne première étape pour rompre le cycle.

\*
\* \*

## ALCOOLISME

### Question :

Qu'est-ce que l'alcoolisme ? Si ce n'est pas une maladie, dois-je me conformer à ce que les autres en pensent et accepter une ancienne étiquette qui n'est plus pertinente dans ma vie ? En tant qu'être spirituel dans sa forme la plus pure, cela me paraît comme une fausse identité. Devrais-je me conformer au programme dicté par les normes sociales, ou devrais-je les laisser m'étiqueter de fou et continuer d'agir comme un « esprit indépendant » ?

### Réponse :

L'alcoolisme est une dépendance à l'alcool. La dépendance est un besoin impérieux de combler quelque chose qui ne peut être comblé par un substitut. En ce sens, ce n'est pas différent du mécanisme de l'ignorance qui maintient tout le monde en esclavage. Avec la dépendance à l'alcool, l'esprit et le corps créent un cercle vicieux qui perpétue la dépendance.

Vous avez raison de dire que l'alcoolisme est une fausse identité comparativement à votre Moi supérieur, à votre atman. Ainsi, il serait masochiste et erroné de vous limiter à l'étiquette d'un « alcoolique » si vous vous êtes éveillé à une identité spirituelle plus profonde, pour finalement découvrir votre véritable Moi comme étant une conscience pure et non conditionnée. Cela ne signifie pas que les alcooliques en rémission ne doivent pas craindre de rechuter ; ils doivent toujours demeurer vigilants. Il ne faut pas sous-estimer l'immense pouvoir de la dépendance. Cet exercice de vigilance peut également devenir un outil spirituel libérateur. Pouvoir choisir entre le bonheur réel et le bonheur factice, et en être toujours conscient, fait partie du discernement nécessaire pour atteindre l'illumination.

Vous pourriez trouver encore utile de travailler avec un groupe de soutien, même si vous ne souscrivez pas à tous les aspects de leur philosophie, parce que les avantages d'un programme en groupe peuvent l'emporter sur les différences idéologiques que vous pourriez avoir. Vous pouvez vous concentrer sur votre croissance spirituelle, tout en conservant votre indépendance d'esprit et en bénéficiant des nombreux avantages d'un groupe de soutien. Je vous souhaite bonne chance.

*
\* \*

## FINS DE SEMAINE CAFARDEUSES

### Question :

Voici ce que je fais sur une base hebdomadaire : je travaille fort durant les cinq jours de la semaine, puis je me soûle le vendredi et le samedi, et j'attends l'arrivée de la prochaine fin de semaine. J'ai le sentiment d'avoir perdu le goût naturel pour l'extase et l'exaltation. Je sais que la méditation pourrait me permettre de découvrir ma véritable essence et m'aider à tempérer mes envies pour que je puisse connaître les joies de la vraie plénitude. Que suggérez-vous aux gens comme moi qui se sont enfoncés dans des habitudes quotidiennes malsaines ? Prisonnier de cette routine, je sens que j'abuse de la nourriture, de l'alcool et des autres soi-disant joies matérielles qui ne me donnent pas une image positive de moi-même.

### Réponse :

Je vous recommande d'utiliser vos fins de semaine pour faire le plein d'énergie plutôt que pour vous engourdir. Consacrez votre temps à entrer en contact avec votre famille et vos amis, à pratiquer des activités créatives et à méditer. Utilisez vos fins de semaine pour dormir davantage, faire de l'exercice et pour préparer des repas nourrissants qui renforceront votre esprit et votre corps, au lieu de les bourrer de toxines. Lorsque vous commencerez à utiliser votre temps de cette manière, vous commencerez à acquérir une meilleure image de vous-même.

*
* *

## HALLUCINOGÈNES

**Question :**

Beaucoup de philosophes anciens, de psychiatres et de penseurs ont utilisé des hallucinogènes, en majeure partie des hallucinogènes naturels : le peyotl, les champignons et la marijuana. Mais la plupart des personnes qui n'ont jamais pris de drogue ne semblent pas autant portées sur la spiritualité. Il y a toujours deux types d'individus : ceux qui ont déjà consommé de la drogue et ceux qui n'en ont jamais pris. Je sais ce que vous pensez de l'effet des hallucinogènes sur l'esprit, des drogues en tant que substances de remplacement, etc. Le D$^r$ Candace Pert exprime clairement que « les drogues sont comme une masse qui frappe sur vos récepteurs ».

Je suis également conscient que cela peut être une situation délicate étant donné que vous ne pouvez pas recommander l'usage des drogues. Mais si elles sont consommées avec modération, en quantité suffisamment petite pour que nos récepteurs ne soient pas détériorés au point d'affecter radicalement comment nous nous sentons après, est-ce si mal d'en consommer de temps à autre, tant que cela ne crée pas de dépendance, et seulement pour un usage récréatif ?

**Réponse :**

Je ne nie pas que certains individus et même des tribus entières ont utilisé des plantes hallucinogènes pour élargir leur conscience dans le sens positif du terme. L'usage constructif de telles substances repose sur une supervision et une tradition qui servent non seulement de filet de sécurité, mais qui offrent aussi une expérience spécifique à la personne. En Occident, c'est le manque de supervision et de tradition qui représente un danger significatif pour le consommateur de ces drogues, ainsi que les dangers de dépendance et de toxicité que vous avez mentionnés. Il y a en effet certains individus qui ont consommé des drogues et qui ont vécu des expériences positives, sans devenir dépendants et sans endommager leurs neurones, mais ce sont les exceptions qui confirment la règle. Je ne décourage pas la consommation des drogues récréatives seulement parce qu'elles sont illégales, toxiques et qu'elles créent une dépendance, mais parce qu'il y a tellement d'autres moyens sûrs, efficaces et doux pour éprouver tout l'émerveillement que nous procure la vie. Du point de vue d'un médecin, le risque n'en vaut simplement pas la peine.

*
* *

## AU-DELÀ DE MON PASSÉ CARCÉRAL

### Question :

Ma question est comment une personne peut-elle se remettre d'un passé carcéral ? Je suis un ancien alcoolique et, comme vous pouvez l'imaginer, il y a de nombreux événements de mon passé que j'aurais préféré ne jamais vivre. Je me suis beaucoup battu dans les bars, j'ai changé fréquemment de partenaires sexuelles, j'ai consommé de la drogue durant une période, et j'ai été confronté à d'autres situations résultant de ce mode de vie. Dans un mois, cela fera cinq ans que je n'ai pas consommé d'alcool, de drogue ou autre substance. Maintenant, je me consacre le plus possible à mener une vie spirituelle et je souhaite approfondir ma spiritualité. Cependant, j'ai remarqué que je passe beaucoup de temps à penser au passé. J'ai souvent peur que des actions de mon passé reviennent me hanter. Je fais un rêve récurrent dans lequel un détective me dit qu'ils ont constitué un dossier contre moi au cours des cinq dernières années pour les choses que j'ai faites. Dans mon rêve, je reçois toujours une sentence d'emprisonnement.

Dans le programme des Alcooliques Anonymes, j'ai achevé la quatrième et la cinquième étapes. En fait, j'ai déjà effectué les 12 étapes, mais je vais reprendre la quatrième et la cinquième, car je sais que j'aurais pu approfondir davantage les choses la première fois. Et je vais sans doute reprendre la neuvième étape, qui nous demande de faire amende honorable à ceux que nous avons lésés et de réparer nos torts.

Le problème est que j'ai déjà effectué tout le processus et que je semble incapable de faire fi de mon passé. Au fond de moi, je sens que je dois me pardonner pour ce que j'ai fait. Je ne veux plus vivre dans la peur de ce qui pourrait arriver. Je ne veux plus avoir peur que mon passé revienne me hanter. Est-ce commun chez les gens qui ont un passé trouble comme le mien ?

Outre ce que j'ai déjà entrepris, avez-vous des méthodes à me recommander qui m'aideraient à approfondir ma démarche ? Pour être honnête, j'ai l'intention de refaire les 12 étapes des AA, car je ne sens pas que je les ai effectuées correctement. Mais j'ai le sentiment que je devrais approfondir davantage certaines choses.

**Réponse :**

Je vous félicite pour vos cinq années de sobriété, il s'agit là d'un grand accomplissement. En ce qui concerne votre peur que votre passé revienne vous hanter et vous punir, j'ai l'impression que votre culpabilité actuelle accomplit déjà la tâche de vous hanter, et votre incapacité à vous pardonner vous emprisonne dans une cellule que vous avez vous-même construite.

Cette culpabilité et cette incapacité à vous pardonner sont enracinées dans la croyance que vous êtes défini par vos actions passées. Une fois que vous aurez appris à méditer, vous serez alors conscient du témoin silencieux en vous, qui est votre vraie nature, votre véritable Moi. À partir de là, vous saurez que vous n'êtes pas défini par votre passé. Ces actions sont simplement des événements qui se sont greffés à votre nature essentielle ; elles ne sont pas qui vous êtes vraiment. C'est cette erreur qui vous a empêché de vous pardonner. En faisant l'expérience de votre Moi authentique, vous irez suffisamment profondément pour vous libérer de la peur et de la culpabilité entourant votre passé.

*
\* \*

## SURMONTER UNE DÉPENDANCE

### Question :

Je viens de terminer un programme de désintoxication qui prône la méditation, le yoga et la massothérapie. Bien sûr, il comporte également de la psychothérapie. Avant de m'inscrire à ce programme, je n'avais jamais fait l'expérience du merveilleux monde de la méditation et du yoga. Je suis complètement emballé ! Quelle différence cela va faire dans ma vie ? (Cela a déjà changé ma perception face à bon nombre de mes croyances passées.) On nous y a aussi enseigné quelques notions de la thérapie par la régression dans les vies antérieures.

Comment une personne qui vient de se libérer d'une dépendance peut-elle mettre correctement en pratique toutes ces informations ? Je suis comme un enfant qui a les yeux écarquillés. Cela me paraît nouveau, étrange et excitant à la fois. Mais comment aussi éviter les fanatiques ?

Je vais grandement apprécier tous vos conseils à cet effet. Il y a beaucoup de gens comme moi et trop peu de thérapies alternatives pour les personnes souffrant de dépendances. Je tiens aussi à souligner le courage de tous ces nouveaux centres qui se consacrent à soigner les dépendances de façon avant-gardiste et non conventionnelle.

**Réponse :**

Comme tous les cheminements, le vôtre commence là où vous en êtes maintenant, avec votre compréhension et vos sentiments actuels. Ne croyez pas que vous devez tout comprendre immédiatement. Faites simplement un pas à la fois en fonction de ce qui vous paraît sensé et qui résonne dans votre cœur. Votre enthousiasme pour en apprendre davantage constitue un atout inestimable dans votre démarche pour vous rétablir. Laissez-vous guider par cette soif de sagesse et elle vous mènera vers les connaissances et les pratiques qui sont les meilleures pour vous. Ne vous inquiétez pas des fanatiques ou des défaitistes que vous pourriez croiser. Ils peuvent tous jouer un rôle précieux pour vous aider à discerner la vérité par vous-même. J'applaudis votre courage et vos efforts et je vous souhaite beaucoup de succès dans votre voyage de retour vers la plénitude.

*
* *

## TROUVER L'ILLUMINATION CHEZ LES AA

**Question :**

Je suis sobre depuis plus de 15 ans et je fais partie des Alcooliques Anonymes. À peu près au même moment où j'ai entrepris cette démarche pour devenir un alcoolique « en rémission », j'ai découvert votre merveilleux livre *Les sept lois spirituelles du succès*. J'y ai trouvé toutes les idées essentielles que j'ai appris à aimer chez les Alcooliques Anonymes. Comme vous le savez, la transformation de la pensée grâce à une expérience spirituelle est l'essence même du programme des AA.

Lors de mon rétablissement, il y a eu une période où j'ai essayé de vivre ma propre expérience spirituelle au moyen du yoga et d'une psychothérapie jungienne intensive, sans les AA et les 12 étapes. J'ai beaucoup appris sur moi-même et sur les enseignements du Hatha yoga. Cependant, je n'ai pas réussi à atteindre le changement psychique essentiel pour surmonter mon alcoolisme chronique. À ce moment-là, cela faisait environ sept ans que j'étais sobre et j'étais encore affecté par la peur et la dépression (boire n'était qu'un symptôme de mon alcoolisme). J'étais devenu ce qu'on appelle communément un « alcoolique sec ». À la fin de cette période, j'ai rencontré un homme (un parrain et guide) dans les AA qui m'a aidé à franchir les 12 étapes telles qu'elles sont décrites dans le livre *Les Alcooliques Anonymes*.

Cet homme a vu que j'étais en difficulté et il n'a pas perdu de temps à me faire progresser à raison d'environ une étape par semaine. Nous avons simplement suivi les directives telles qu'elles sont décrites dans le texte. Grâce à ce travail sur moi-même, j'ai commencé à vivre une expérience spirituelle soudaine et très puissante.

Malheureusement, même au sein des AA, il y a un peu de confusion sur ce que signifie « adhérer au programme ». Le programme est constitué de 12 étapes de rétablissement qui sont décrites dans les premiers chapitres du livre *Les Alcooliques Anonymes*. Dans le chapitre 4 intitulé « Nous, les agnostiques », on parle du besoin d'une Puissance supérieure à l'ego, mais on n'indique pas où et comment trouver cette Puissance.

« C'est justement le sujet du livre. Le but principal est de vous permettre de découvrir une Puissance (Dieu) supérieure à vous-même (votre ego) qui résoudra votre problème. » Plus loin dans le même chapitre, on indique que la « Puissance » est à l'intérieur de nous (et c'est clairement répété à d'autres endroits dans le texte). Nous avons simplement besoin de la chercher et d'y accéder. Voilà ce que visent les 12 étapes et c'est ce que j'ai vécu. Parce qu'en tant qu'alcooliques, « nous étions atteints non seulement mentalement et physiquement, mais spirituellement aussi. D'ailleurs, quand la maladie spirituelle n'y est plus, nous nous relevons physiquement et mentalement » (chapitre 5).

La dernière étape (la douzième) indique ceci : « Ayant connu un réveil spirituel comme résultat de ces étapes [absence d'une Puissance vs découverte d'une Puissance], nous avons alors essayé de transmettre ce message [les 12 étapes] à d'autres alcooliques et de mettre en pratique ces principes dans tous les domaines de notre vie [aimer et servir autrui]. »

Je ne me vois plus comme un être impuissant. Au contraire, comme c'est clairement cité dans les livres des AA, le fait d'avoir vécu une expérience spirituelle suffisante pour me rétablir de mon état de désespoir m'a permis d'accéder à une Puissance (la conscience de Dieu) supérieure à moi-même (mon ego). Désormais, je ne sens plus cette impuissance, car j'ai trouvé en moi une Puissance qui a « résolu » mon problème. Je ne suis pas guéri (je ne pourrai jamais boire sans courir le risque de rechuter), mais je suis rétabli (je ne sens plus le besoin de boire de l'alcool). J'ai découvert un sens de la vie et du bonheur qui est incroyablement merveilleux.

Quand au mot « alcoolique », avec tout mon respect, je ne suis pas d'accord avec votre interprétation qu'il est « négatif », même si je sais que beaucoup de gens le pensent. Pour moi, le mot s'est transformé en une chose incroyablement positive. Mon alcoolisme a été la maladie (ma soif et ma maladie spirituelle) qui m'a rapproché de Dieu. Il signifie maintenant ma libération et mon union avec Dieu. Je suis donc immensément reconnaissant d'être un alcoolique, et je ne voudrais pas qu'il en soit autrement, même si je le pouvais.

**Réponse :**

J'aime la façon dont vous avez expliqué la base spirituelle du programme des AA. Vous avez magnifiquement décrit comment cette Puissance n'est pas notre ego, mais le Moi divin. Il s'agit là de la meilleure explication qu'il m'a été donné d'entendre. En fait, je souhaite que chacun puisse avoir une compréhension aussi profonde de ce programme. Comme vous l'avez dit dans votre lettre, je soupçonne qu'il y a malheureusement de la confusion sur la notion d'« adhérer au programme ». J'espère que vous, et des gens comme votre parrain, continueront d'aider les autres à surmonter leur dépendance à l'alcool grâce à la compréhension illuminée des AA.

*
* *

## COMPORTEMENT AUTODESTRUCTEUR

**Question :**

Durant toute ma vie, j'ai été attiré par des comportements autodestructeurs. J'ai plongé dans la drogue et l'alcool, j'ai été mêlé à des activités illicites et côtoyé des gens peu recommandables, et j'ai fait d'autres coups bas, mais je n'ai jamais blessé intentionnellement quelqu'un. On dirait que je fais tout pour me détruire, d'une manière ou d'une autre. Mais derrière tout ça, se cache un désir sincère de découvrir mon essence, de connaître ma propre vérité, de connaître Dieu.

Je crois que « rien de réel ne peut être menacé » et je sais que l'Esprit est impérissable. Alors, j'imagine que si on réduisait tout à néant, ce qui resterait serait l'essentiel. Je me sens comme Michel-Ange se sentait quand il sculptait le marbre pour libérer l'ange qui était emprisonné à l'intérieur ! Même si cela peut sembler étrange, est-ce que le processus, ou le désir de s'autodétruire, est un cheminement spirituel valable ? En somme, est-ce que cela pourrait correspondre à la notion de « mourir avant de mourir » ?

**Réponse :**

Cette notion signifie que vous devez vous libérer de votre attachement/identification au monde physique avant de quitter le monde terrestre. Vous devez cesser de vous identifier à ce qui est faux et factice. Le comportement autodestructeur ne blesse peut-être rien de réel sur le plan métaphysique, mais dans la mesure où une personne est identifiée à son corps et à sa personnalité, alors un comportement autodestructeur n'est que cela, une destruction qui vise votre Moi, et ce n'est ni sain ni bon pour votre évolution. La destruction de votre faux moi, que vous associez à votre comportement autodestructeur, est en fait motivé par votre attachement à votre moi limité, alors ce comportement vous maintient ligoté à ce qui est irréel, il ne vous en libère pas. Si, après les faits, vous accordez une interprétation spirituelle à un comportement autodestructeur, vous ne modifiez pas pour autant les dynamiques fondamentales de la psyché pour ce qui est de l'attachement. Il est vrai que vous êtes comme un ange emprisonné dans le marbre, mais la drogue et les comportements à risque ne vous libéreront pas, ils ne font que renforcer votre ignorance. La véritable purification et la libération de notre faux moi nous procurent une connaissance approfondie, une illumination et nous incitent à adopter des comportements bons pour notre santé et notre conscience.

Votre compréhension de la différence entre ce qui est réel et ce qui ne l'est pas est un allié inestimable pour votre évolution, mais elle doit être basée sur l'expérience directe de la pure conscience pour être pleinement efficace. Cela peut prendre du temps pour rééduquer un vieux conditionnement, alors nous devons être aimants et patients envers nous-mêmes durant cette transition. Mais il est important de voir un comportement destructeur pour ce qu'il est afin de ne pas le répéter en vain.

# LA GUÉRISON

## LEÇON TIRÉE D'UN CANCER DU SEIN

**Question :**

J'ai reçu un diagnostic de cancer du sein il y a des années, et j'ai été en rémission jusqu'en 2000, quand j'ai reçu un autre diagnostic de cancer métastatique dans la colonne vertébrale. Des mois plus tard, on a trouvé des métastases dans un de mes poumons et j'ai maintenant des métastases dans le col du fémur droit. Le cancer ne cesse de réapparaître, même si je suis les traitements et que je suis parvenue à me libérer de tout sentiment toxique, en plus d'avoir pardonné à tout le monde et d'avoir changé mon mode de vie en incluant la méditation, la prière, une saine alimentation, l'exercice et des compléments alimentaires. Ai-je passé à côté d'une leçon importante pour que le cancer revienne de façon récurrente chez moi ? Je suis certaine de guérir, mais c'est de plus en plus difficile de demeurer positive après chaque diagnostic.

**Réponse :**

Je ne crois pas que votre cancer est récurrent parce que vous avez une leçon à en tirer. Et je crois que ce serait psychologiquement dommageable de continuer d'aborder la question de cette façon. Pour autant que je sache, vous faites toutes les bonnes choses pour vous rétablir et vous devez simplement continuer de les faire jusqu'à ce que le cancer ait disparu pour de bon. Je sais que c'est décourageant de faire beaucoup de progrès pour ensuite voir le cancer réapparaître, mais parfois, ce dernier est simplement très pernicieux et il faut une diligence et une persistance constantes pour le surmonter. Ne laissez pas votre récent diagnostic affaiblir votre conviction que vous allez guérir de ce cancer.

\*
\* \*

**CHANGEMENTS DE SAISONS**

**Question :**

Chaque année, à peu près à cette période-ci, je tombe malade. C'est habituellement un petit rhume qui passe au bout de quelques jours, mais je me demande pourquoi. J'ai essayé différentes choses pour éviter d'être malade, comme prendre plus de vitamine C et laver mes mains plus souvent. En outre, je fréquente peu de personnes et d'endroits publics. Je ne recherche pas un conseil médical, mais que se passe-t-il d'après vous ?

**Réponse :**

Selon l'ayurveda, c'est durant les périodes transitoires entre les saisons que nous sommes les plus vulnérables à la maladie. Étant donné que les lois de la nature qui régissent l'été régressent pour faire place aux lois de la nature de l'automne, il y a un phénomène semblable dans le fonctionnement de notre corps/esprit. Nous sommes plus sensibles aux influences extérieures qui créent un déséquilibre en raison de cette transition dans notre corps, mais aussi en raison des toxines et des impuretés métaboliques que nous avons accumulées durant la saison et qui nous rendent plus susceptibles d'être malades. Voilà pourquoi l'ayurveda recommande d'effectuer à chaque saison le programme de purification du panchakarma pour nettoyer les doshas en trop qui se sont accumulés afin que nous puissions demeurer forts et en santé durant toute l'année.

\*
\* \*

## HUILE DE SÉSAME

**Question :**

Vous dites que l'huile de sésame est très curative ? Sous quelle forme l'est-elle ? L'huile non raffinée ou l'huile de sésame grillé ? Il est plus facile de se procurer l'huile de sésame grillé au Royaume-Uni, mais je vais me procurer de l'huile non raffinée si c'est la meilleure sorte.

**Réponse :**

L'huile non raffinée est bien meilleure. Avant d'utiliser l'huile de sésame, purifiez-la en la chauffant doucement jusqu'à 100 °C (212 °F). Vous n'avez qu'à le faire une seule fois pour toute la bouteille. Puis, avant d'en utiliser un peu pour vous masser, vous pouvez la réchauffer doucement à la température du corps en déposant une petite tasse au-dessus d'un bol d'eau chaude. L'huile de sésame est la meilleure pour la plupart des types de corps, mais elle a tendance à réchauffer un peu, alors si vous avez un puissant pitta, ou si vous vivez dans un pays où le climat est très chaud et que votre peau réagit mal à la chaleur produite par cette huile, vous pouvez utiliser de l'huile de noix de coco ou d'olive.

*
* *

## TRAVAIL DE GUÉRISON

### Question :

J'aimerais pratiquer la guérison énergétique. Je me demande si vous ne pourriez pas clarifier une certaine ambiguïté que j'ai à propos de la maladie, de la cause de la maladie, etc. D'après ce que je comprends, que ce soit dans cette vie-ci ou une vie antérieure, les gens peuvent devenir malades en raison d'un mode de vie malsain, de l'exposition à des toxines, etc. La maladie peut aussi être causée par des problèmes émotionnels sous-jacents que la personne connaît durant cette vie ou a connu dans une vie antérieure. Les gens peuvent tomber malades à cause d'un choix karmique ou de forces karmiques. Ma question est donc : comment est-il possible de guérir d'une maladie préalablement choisie ou résultant du karma ?

### Réponse :

Ce n'est pas parce qu'une maladie peut être liée au karma, ou à des choix antérieurs, que la possibilité de guérir n'existe pas. Nos actions et nos choix actuels peuvent modifier ou réinterpréter un ancien conditionnement qui a mené à une maladie. Toute guérison est une guérison de soi, et elle se traduit par le passage d'un déséquilibre résultant d'une action passée en un équilibre dans le présent. Un guérisseur ne fait qu'aider les autres dans leur guérison.

De même, en envisageant de devenir guérisseuse, gardez à l'esprit que la guérison peut toujours se produire, mais que cela ne signifie pas que vous aurez toujours la réponse ou le bon outil. Le travail de guérison peut rapidement vous enseigner l'humilité et la nécessité de respecter le vaste processus d'évolution de la vie au-delà du simple besoin de « réparer » une maladie. Vous n'avez pas besoin d'avoir une solution pour chaque maladie ; sachez simplement quand et comment vous pouvez aider les autres.

\*
\* \*

**SOIGNER DES PATIENTS**

**Question :**

Je suis infirmière dans une unité où nous soignons des patients qui ont des sarcomes dans les os et les tissus mous. J'aime travailler auprès de ces patients et j'aime mes collègues, mais je finis par m'épuiser et je n'ai plus d'énergie quand je rentre à la maison. Je fais de la méditation dans le but de faire remonter l'énergie féminine de la Terre Mère et de la relier à l'énergie masculine. Voici ma question : devrais-je continuer de travailler à l'hôpital auprès de ces patients que je sens que je peux aider, ou devrais-je simplement soigner (au moyen du reiki et du karuna) les gens qui souhaitent recevoir ce genre de traitement de guérison ?

**Réponse :**

Dans votre lettre, je n'ai pas bien saisi si votre épuisement quotidien était dû aux exigences de votre travail d'infirmière, ou parce que vous pratiquez également le reiki et le karuna. Si c'est en raison de votre travail de guérison, vous devrez alors modifier votre technique afin de ne pas vous vider de votre énergie pendant que vous aidez les autres.

Quant à votre question à savoir qui vous devriez aider – soit ceux que vous pensez que vous pouvez secourir, ou seulement ceux qui veulent être soignés –, je crois que votre première considération serait de vérifier s'ils veulent être soignés ou pas. Ainsi, cela vous permettra de déterminer si vous serez efficace ou non. Il y aura beaucoup de patients qui seront très ouverts à votre travail de guérison au niveau de l'âme, même s'ils n'ont pas les outils conceptuels pour le comprendre. Vous n'êtes donc pas nécessairement obligée de discuter longuement avec eux à propos du reiki pour déterminer s'ils veulent ou non que vous les aidiez. Si vous sentez qu'une personne a des idées préconçues qui pourraient limiter sa compréhension, servez-vous simplement de votre technique énergétique pour déterminer si son Moi supérieur est prêt pour ce genre de guérison et s'il y consent. Presque invariablement, il y consentira, à moins que la nécessité de laisser les choses suivre leur cours sans interférence sert un but caché. Sachez qu'il y a beaucoup d'autres anges comme vous dans les hôpitaux et dans les cliniques qui prodiguent des soins bienfaisants en silence, sans que personne ne sache comment la guérison s'est produite. Que Dieu vous bénisse tous.

*
* *

## LEÇONS DE GUÉRISON

### Question :

J'ai récemment découvert vos CD audio, *Soul of Healing Meditations*. J'ai remarqué un effet immédiat quand j'ai commencé à travailler sur une maladie du tissu conjonctif dont je souffre et qui s'appelle le syndrome de Marfan. J'ai notamment remarqué que dans la région affectée par un déplacement des os, ces derniers semblent s'être réalignés et la douleur a diminué.

Mais voici ma question : si je souscris à l'idée que cette maladie peut me permettre d'apprendre et d'évoluer spirituellement, à la condition d'être ouverte à ma croissance, vais-je nuire à mon « équilibre » en essayant d'éradiquer cette maladie au moyen de l'autoguérison ? Ou suis-je censée porter ce fardeau dans cette vie-ci ? Est-ce que l'idée de ne pas vouloir endurer une maladie fait en sorte qu'une partie de moi-même sabote mes tentatives de m'en débarrasser ?

**Réponse :**

Ce n'est pas parce qu'une maladie nous apprend certaines leçons que nous ne devrions pas essayer de la guérir. Nous devrions adhérer à l'idée que nous pouvons toujours apprendre sans pour autant souffrir. La maladie est une indication que quelque chose est déséquilibré. L'autoguérison est l'intelligence du corps et de l'esprit qui s'efforcent de rétablir l'équilibre. Parfois, il y a une leçon à tirer d'une maladie et en comprenant cette dernière, nous agissons sur notre propre guérison. Mais nous ne devrions pas faire l'erreur de nous condamner à endurer passivement les désagréments d'une maladie parce que nous ne voulons pas interférer avec la leçon qu'elle comporte. Dans toute maladie, le premier message, et le plus évident, est qu'elle attire votre attention afin de résoudre le problème. Toutefois, c'est une autre chose si la maladie est incurable, mais nous ne devrions pas présumer que nous devons l'accepter d'emblée.

*
* *

## CONSCIENCE ANESTHÉSIÉE

### Question :

J'ai connu beaucoup de changements dans ma vie au cours des trois dernières années, et depuis six mois, ils se sont avérés excellents. Bien entendu, ma définition de l'excellence ne cesse de changer. Mes exercices de méditation du son primordial, de récapitulation et tous les autres CD (*Le livre des secrets*, *Le livre des coïncidences*, *Sacred Verses*, *Healing Sounds*, *Le pouvoir du moment présent*, *Les sept clés du bonheur*), que j'écoute quotidiennement, de même que d'autres livres, me procurent un profond sentiment de bien-être. Parfois, je suis trop stressée et des pensées m'envahissent que je n'arrive plus à maîtriser. Une sieste paisible m'aide à me recentrer. Depuis quelque temps, il m'arrive de penser avant de méditer : « Je suis prête à renoncer à tous les symptômes de mon conditionnement ». Je ne m'attarde pas vraiment au nombre de fois que je médite. J'ai plutôt tendance à laisser l'envie de méditer monter en moi. Cependant, je ressens vraiment le besoin de méditer si je ne l'ai pas fait depuis deux jours. J'ai récemment subi une endoscopie. Je n'en ai pas parlé à ma famille étant donné que ce n'est pas un acte chirurgical et j'étais certaine que tout allait bien aller. Mais je me suis un peu apitoyée sur mon sort et j'ai eu des pensées comme celles que j'avais quand j'étais enfant et que je voulais de l'attention. Je les ai simplement examinées et je me suis dit que je ne pouvais rien faire, si bien que je les ai chassées de mon esprit. Je me suis dit que ces pensées provenaient de mon conditionnement passé dont j'essaie de me débarrasser. Je voulais simplement partager avec vous mon état d'esprit, car je vous considère comme mon gourou. Ma première question est : dans quel état de conscience suis-je quand je suis sous anesthésie ? Qui fait battre mon cœur et me fait respirer quand mon esprit ne fonctionne pas ? Est-ce qu'une personne qui se trouve dans un état de conscience cosmique est témoin de son endoscopie ou de sa chirurgie ? Je ne me demande pas si je suis dans cet état de conscience, mais je sais que je m'en approche à cause du profond sentiment de paix et de contentement que je ressens la plupart du temps depuis six mois. Merci de prendre le temps de lire mon courriel et de me répondre si vous en avez la possibilité.

**Réponse :**

L'anesthésie est une procédure qui est bien comprise en ce qui a trait au dosage précis à administrer pour obtenir l'effet requis, mais les cibles neuronales et les processus impliqués le sont moins. De plus, l'état de conscience de la personne sous anesthésie ne rentre pas dans les catégories naturelles des états de conscience de l'éveil, du rêve ou du sommeil, car ce n'est pas un état de conscience normal et naturel dans lequel nous nous retrouvons typiquement comme dans les autres états. Cependant, cet état ressemble beaucoup au sommeil, et parmi les différents états, c'est sans doute de celui-ci dont il se rapproche le plus. En outre, sous anesthésie, tout comme durant le sommeil, le système nerveux autonome assure notre respiration, notre digestion et notre circulation sanguine, même si notre Moi conscient ne se charge pas de ces fonctions. Le témoin silencieux est un niveau de conscience plus fondamental que l'état de conscience durant l'éveil. Quand il a atteint sa pleine maturité, cette lumière intérieure de la connaissance de notre véritable Moi est éveillée et est présente en tout temps, que nous soyons en état d'éveil, de rêve, de sommeil profond, ou sous anesthésie.

*
* *


## **PSYCHOTHÉRAPIE**

### **Question :**

Quelle est votre opinion à propos de la psychothérapie comme outil de guérison si, durant le processus, une personne doit constamment se concentrer sur son passé et l'analyser pour comprendre et surmonter la souffrance et les effets causés par ses expériences passées ?

**Réponse :**

La psychothérapie est un domaine si vaste et elle comporte tellement de pratiques différentes qu'il serait extrêmement simpliste d'approuver tout ce qui se fait au nom de la psychothérapie. Ceci étant dit, cet outil de compréhension peut s'avérer extrêmement efficace et représenter parfois un outil de guérison essentiel. L'imagerie du cerveau a permis de prouver que la thérapie cognitive est cliniquement bénéfique pour soigner la dépression. Cependant, cela ne donnera rien de faire remonter à la surface des souvenirs douloureux sans d'abord avoir développé un Moi suffisamment fort pour pouvoir transformer et guérir ce traumatisme.

Voilà pourquoi il est si important d'avoir une pratique spirituelle qui permet d'acquérir un sentiment plus profond du Moi, au-delà de la personnalité et de la souffrance, et qui peut servir de base pour composer avec le conditionnement passé de façon sécuritaire, consciente et délibérée.

*
* *

## CONSULTER

### Question :

Il m'arrive occasionnellement d'avoir des souvenirs douloureux qui s'immiscent dans mon présent et occupent une trop grande partie de mon temps. Cependant, je suis en général heureux et je ressens de la joie dans ma vie. Aussi, il m'arrive de penser que j'aurais aimé me faire des amis plus tôt dans ma vie. J'ai songé à aller consulter pour recevoir de l'aide sur ces questions, mais je ne suis pas certain si je le devrais. Comment puis-je savoir si j'ai besoin de consulter ?

### Réponse :

Il n'y a rien de mal à chercher de l'aide pour surmonter des souvenirs du passé ou pour renforcer vos habiletés sociales. Vous n'êtes pas obligé d'être fou ou dysfonctionnel pour justifier votre désir d'obtenir de l'aide. Vous pourriez ne pas avoir *besoin* de rencontrer un spécialiste au sens strict, mais le fait que vous ayez envie d'avoir de l'aide pour résoudre certains de ces problèmes suffit. Si vous regardez autour de vous, vous devriez pouvoir trouver quelqu'un qui possède l'expertise nécessaire pour vous aider à traiter des sujets qui vous préoccupent.

*
* *

## CONTOURNER LA THÉRAPIE

### Question :

J'ai été donné en adoption à ma naissance. Ma famille adoptive est merveilleuse. C'est ma « vraie » famille. Et pourtant, j'ai ressenti pendant de nombreuses années de la peur, du doute et de la culpabilité sans savoir pourquoi. J'ai entendu dire que c'était un phénomène courant, appelé « blessure originelle », qu'un enfant peut ressentir lorsqu'il est séparé prématurément de sa mère biologique. J'ai eu ma part de problèmes, tels que la consommation de drogue et l'endettement, et je comprends maintenant que cela résultait du fait que je ne connaissais pas ma propre vérité.

Je ne sais pas pourquoi, mais je n'ai jamais été intéressé à suivre une thérapie. Je préfère plutôt faire de longues randonnées dans la nature et j'ai toujours été attiré par la spiritualité. Durant mes randonnées et mes séances de méditation, je me suis souvent retrouvé dans un état où je suis libéré du doute, de la peur et de la culpabilité ; je me sens complètement innocent et pur, et j'en suis venu à comprendre que c'est ma véritable nature. Durant ces moments, je sais que ma « blessure » n'est pas réelle, que seul moi je le suis. C'est comme si j'avais contourné la thérapie, pris un raccourci. Ainsi, la peur, le doute et la culpabilité se sont progressivement estompés pour faire place à l'amour et la confiance.

Je sais que la thérapie peut être bénéfique pour bien des gens, mais voici ma question : est-ce possible que nous puissions guérir d'un traumatisme, aussi profond soit-il, en étant conscient et en ayant une vision des choses non plus à partir de notre ego mais de notre âme, en passant de l'irréel au réel ?

**Réponse :**

Oui, nous pouvons contourner la thérapie traditionnelle et nous guérir. Toute guérison s'effectue en fait par auto-guérison, alors vous n'avez pas vraiment contourné la thérapie ; vous l'avez plutôt faite sans aide. Au mieux, une bonne thérapie ne peut vraiment qu'aider le processus de guérison naturel en nous. Parfois, l'aide d'un bon thérapeute peut faire la différence en nous permettant d'accéder à ce pouvoir de guérison en nous. Mais comme votre cas le démontre, nous avons toujours la possibilité d'accéder à cette intelligence cosmique en nous et la laisser organiser le processus de guérison. Il y a beaucoup d'avantages à ce genre de thérapie directe du Moi supérieur. Cela nous aide à éviter le piège de faire grossir le problème que nous essayons de résoudre. Parfois, toute l'attention que nous accordons à nos problèmes et à nos blessures en en parlant durant une thérapie peut involontairement renforcer notre attachement à ce faux Moi et ainsi prolonger le processus de guérison.

Le seul inconvénient que j'ai observé dans l'approche strictement transcendantale pour guérir des émotions est le risque d'être dans le déni en croyant que certains problèmes sont résolus, alors qu'en fait, ils n'ont pas été abordés. L'être humain a tendance à croire qu'un vieux problème est résolu quand il commence à prendre conscience de son véritable Moi. Il est certes vrai que l'expérience de l'atman va guérir et transformer toute blessure et conditionnement du passé, mais cela exige une honnêteté sincère et du courage pour examiner nos peurs et nos vulnérabilités sous cette lumière et pour demeurer présents avec tout ce que cela implique. Ainsi, nous intégrons tous les fragments de notre ancien moi, que nous avons rejeté, dans la plénitude de notre véritable Moi basé sur l'inclusion plutôt que l'exclusion. Ceci est démontré par l'amour et la confiance que nous ressentons.

# LE CORPS ET L'ESPRIT

## À L'ÉCOUTE DU CORPS

**Question :**

Dans *Les sept clés du bonheur*, vous dites « écoutez votre corps ». Je comprends qu'en le faisant, cela nous aide à prendre des décisions importantes. Il m'arrive d'avoir des pensées négatives, entièrement basées sur la peur, ce qui bien entendu produit des signaux et des symptômes dans mon corps. Comment savoir quels signes il faut vraiment écouter ? Comment savoir s'ils sont réels et essaient de nous dire quelque chose ou s'ils ne résultent que de la peur ? Et je tiens à vous remercier de m'inspirer ainsi tous les jours !

**Réponse :**

Écouter la guidance qui vous est offerte par l'intelligence de votre corps est un outil précieux pour prendre des décisions. Cependant, si la question à votre corps n'est pas posée dans un état neutre, si elle est empreinte de peur et de négativité, votre réponse sera alors déformée et embrouillée.

Dans ces situations, il est nécessaire de purifier et de libérer d'abord la peur et la négativité. Pour ce faire, vous pouvez respirer profondément en vous concentrant sur la région de votre corps où vous ressentez ces émotions. L'exercice physique peut également être efficace pour de nombreuses personnes. Une fois que vous vous êtes libéré de ces sentiments et que vous êtes dans un état d'équilibre et de sérénité, vous pouvez alors écouter votre corps pour être guidé dans vos décisions.

*
* *

## À L'ÉCOUTE DU CŒUR

### Question :

Dans certains de vos livres et de vos CD, vous mentionnez qu'il est possible de recevoir de la guidance en écoutant notre cœur. J'espère ne pas avoir l'air trop stupide ou prendre les choses au pied de la lettre, mais quand je suis à l'écoute de mon cœur, je pense au sang qui circule dans ma poitrine. Je ne vois pas comment cela est censé me guider dans la vie.

**Réponse :**

Être à l'écoute de votre cœur signifie sentir et savoir les choses en dehors de la logique linéaire de votre esprit et de vos rationalisations antérieures. Vous n'avez pas besoin de penser à la région de votre cœur pour cultiver le sens même de ce savoir qui vient de votre Moi aimant. Concentrez-vous seulement sur ce savoir peu importe où vous le ressentez. Cependant, le principe derrière cela est que pour chaque pensée ou émotion, il y a une activité physique dans le corps qui y correspond. La plupart des gens ressentent les sentiments d'amour, d'intuition, d'espoir et de joie dans leur cœur, si bien que cette activité émotionnelle est physiquement associée au cœur. En ce sens, il est plus utile de dire aux gens d'écouter leur cœur comme moyen d'adopter une approche face à une situation qui est plus inclusive, aimante et holistique. À part cette association traditionnelle du cœur avec l'amour et l'intuition, notre compréhension actuelle de la physiologie humaine induit un type d'intelligence plus diffuse, qui est répandue dans tout notre corps, voire même dans chaque cellule de notre corps. En fait, environ 60 % des cellules du cœur sont composées de cellules neuronales identiques aux neurones trouvés dans le cerveau. Des études laissent entendre qu'il y a une unité cœur/esprit qui agit sur le cœur et le cerveau au moyen d'une connexion neuronale directe. Alors, même si le cœur est une pompe pour la circulation du sang, il est beaucoup plus que cela. Ainsi, le fait de cultiver les capacités latentes du cœur constitue un aspect important de notre évolution spirituelle.

*
* *

## ÉQUILIBRE ET DÉSÉQUILIBRE

**Question :**

Après le divorce de mes parents, j'ai vraiment laissé tomber mon corps et mon esprit et, pendant quatre ans, je me suis négligée à tous les niveaux. J'étais extrêmement déséquilibrée dans tous les aspects de ma vie. Toutefois, sans l'aide de personne, j'ai réussi à reprendre ma vie en main, j'ai retrouvé mon équilibre, et aujourd'hui je suis heureuse. Voici ma question : est-ce que l'esprit sait comment aider l'âme et le corps à retrouver leur équilibre, alors que lui-même l'a perdu ? Et pourquoi au départ l'esprit se laisse-t-il déséquilibrer et entraîne-t-il le corps avec lui ?

**Réponse :**

La question n'est pas de savoir comment retrouver notre équilibre, mais bien ce que nous choisissons de faire. Nous choisissons comment nous vivons notre vie, que ce soit vers un plus grand équilibre ou déséquilibre. Alors même si l'esprit sait comment retrouver son équilibre, il ne fera ce choix qu'en fonction de sa perception de ce qui lui semble sûr et faisable. Plus nous pouvons étendre les limites de notre perception pour révéler notre invincibilité inhérente, plus il nous est facile de choisir l'équilibre.

*
* *

## HAINE DE MON CORPS

**Question :**

Toute ma vie, j'ai résisté au fait d'être une forme humaine. Je me rappelle avoir ressenti de la frustration à l'adolescence quand je ne réussissais pas à accomplir quelque chose parce que je suis petite. Je me disais : « Je pourrais faire tellement plus de choses si je n'étais pas emprisonnée dans ce corps stupide. » J'ai maintenant 45 ans et il me semble que ce « corps stupide » est de plus en plus contraignant. Je ne souffre pas de maladies ou de handicaps graves. Mais je souffre d'un léger mal de dos, d'une fasciite plantaire, de problèmes de sinus, de raideur des articulations et de la ménopause. Je ne cesse de me plaindre de mes petits maux et cela me déprime et m'empêche d'accomplir ce que je dois et veux faire. Vous enseignez que toutes nos maladies sont liées à nos émotions. C'est peut-être vrai. Mais je suis fatiguée de me battre avec mes émotions. D'après vous, pourquoi devons-nous vivre sous une forme humaine ? Pourquoi ne pouvons-nous pas apprendre ce qu'il nous faut alors que nous sommes des esprits ?

**Réponse :**

La dimension physique représente la toute fin du spectre de l'expression de la conscience. L'illumination exige que nous intégrions la gamme complète de l'expérience de l'existence. Nous ne pouvons pas atteindre la plénitude sans pleinement embrasser et maîtriser le monde physique et le corps qui l'accompagne.

Il est vrai que le corps peut paraître contraignant avec sa densité et ses maladies, mais c'est aussi la plus merveilleuse création du cosmos. Et quand le corps humain revient à son équilibre et à son intégrité d'origine, il offre une liberté complète et un état d'extase. Nous ne devrions pas perdre de vue le cadeau extraordinaire de la vie physique qui nous a été offert et la précieuse occasion que nous donne ce véhicule physique pour atteindre notre plein potentiel. Si vous apprenez à aimer votre corps, vous commencerez à le voir comme un allié dans votre quête spirituelle.

*
* *

## SE LIBÉRER DES ÉMOTIONS NÉGATIVES

**Question :**

J'aimerais savoir quel est le meilleur moyen pour nous libérer de nos émotions négatives ? Dans une de vos citations, vous nous dites de faire attention à la façon dont nous nous libérons de nos émotions négatives afin qu'elles ne se reflètent pas dans notre réalité. Je sais que vous nous dites d'accepter toutes nos émotions, tant les mauvaises que les bonnes. Mais je ressens en moi une forme d'inertie quand je le fais. Avez-vous des suggestions ?

**Réponse :**

Une bonne façon de vous libérer de la négativité est de prendre conscience des sensations physiques que vos émotions négatives vous font ressentir dans votre corps. Vous pouvez vous libérer de la négativité en étant attentif et en respirant consciemment. En vous libérant de vos émotions négatives, vous évitez ainsi de générer davantage de conséquences négatives dans votre environnement. C'est le contraire d'essayer de vous libérer de la négativité en réagissant à la négativité que vous percevez chez les autres. Vous serez alors plus susceptible de générer davantage de négativité en vous-même et chez les autres, dont vous aurez à vous libérer plus tard.

\*
\* \*

## S'ENNUYER AU TRAVAIL

### Question :

Est-ce que l'ennui mental peut causer une maladie physique, comme des douleurs corporelles, des troubles de la mémoire, des troubles de la vision, de l'irritabilité, un manque d'énergie, etc. ? Je semble souffrir de ces symptômes quand je m'ennuie – habituellement au travail. Est-ce mon imagination ? Si ce n'est pas le cas, avez-vous un conseil à me donner, à part me chercher un autre emploi ? Il m'est impossible de quitter mon emploi en ce moment.

### Réponse :

Bien sûr que l'ennui peut causer des troubles physiques. Chaque pensée et chaque sentiment que nous avons sont enregistrés dans nos cellules et dans nos tissus. Vous devez trouver de l'intérêt dans votre travail. L'ennui n'est pas un état de conscience normal. Regardez avec quelle facilité les jeunes enfants se divertissent, avant qu'ils soient conditionnés par les médias. Ils s'intéressent à tout ce qui les entoure, et même s'ils font une activité répétitive, ils semblent savoir que chaque moment représente un monde nouveau à explorer. Les enfants sont spontanément en contact avec leur essence vitale que nous, les adultes, essayons de ressentir au moyen de la méditation. Si vous pouviez redécouvrir combien il est miraculeux d'être simplement en vie maintenant, vous ne souffrirez plus d'ennui au travail.

*
* *

## TIRER LE MEILLEUR PARTI D'UNE SITUATION

**Question :**

Je suis malheureuse dans mon emploi actuel et je n'ai pas encore réussi à identifier ce que je veux vraiment faire. Je suis tout de même déterminée à améliorer ma situation professionnelle. Je suis une mère très active qui élève seule ses deux filles de quatre et huit ans. La fin de semaine dernière, je me suis déchiré le talon d'Achille en suivant un cours de danse avec mes filles, avec pour résultat que je porte un plâtre à la jambe droite et que je marche avec des béquilles. Heureusement, je ne ressens pas de douleur. Mais je vais sans doute devoir être opérée et je ne pourrai pas travailler durant une période allant de deux semaines et demie à trois mois. On m'a dit que je pourrais retourner au travail environ deux semaines après l'opération, mais je ne pourrai pas conduire ma voiture pendant trois mois ! Je dois parcourir une trentaine de kilomètres aller et retour et je ne connais personne au travail qui habite près de chez moi. Jusqu'à ce que je rencontre mon médecin pour discuter de la chirurgie, on m'a dit de garder ma jambe soulevée et de ne pas mettre de poids dessus. Même si je devrais voir cette fracture comme une bénédiction déguisée, je me sens coupable du stress que cela impose à mes collègues de travail, qui doivent accomplir mes tâches, et aussi d'avoir à demander à des membres de ma famille et à des amis de reconduire mes filles à l'école, de me conduire chez le médecin et de faire les courses. J'imagine que je me sens coupable des répercussions de ma fracture sur les autres. Pourtant, personne ne m'a donné l'impression que c'était de ma faute. Au contraire, les gens m'ont beaucoup aidée. Je crois que j'essaie de gérer la situation du mieux que je peux, même si je suis très bien soutenue par mon entourage et même si je n'ai pas toujours envie de demander de l'aide.

Voici ma question : comment puis-je tirer le meilleur parti de cette situation ? Comment puis-je mieux me concentrer sur mon rétablissement ? Comment puis-je réfléchir à mes objectifs professionnels quand tout cela occupe mon esprit ? Quels outils ou quelles stratégies me recommandez-vous pour m'aider à traverser cette période de rétablissement ?

**Réponse :**

J'ai l'impression que vous êtes déjà consciente des avenues positives offertes par cette situation.

Mais ce qui me frappe, c'est que vous semblez plus préoccupée par votre culpabilité à l'effet que les autres ont dû s'adapter à votre situation. Dès le départ, vous avez dit que vous n'êtes pas heureuse au travail. Vous vous sentez peut-être coupable parce que vous croyez que vous avez provoqué cette fracture afin de changer radicalement votre situation au travail, même si vous vous sentez mal d'imposer involontairement un surcroît de travail à vos collègues. Que votre culpabilité soit justifiée ou non, si vous vous sentez coupable, vous devez identifier la raison et vous pardonner.

Une fois que vous cesserez d'investir vos ressources et votre énergie sur cette culpabilité, vous pourrez alors accélérer le processus de guérison. Pendant ce temps, essayez de trouver des solutions créatives pour votre emploi actuel. Même si vous ne pouvez pas conduire, vous pourriez trouver des gens avec qui faire du covoiturage pour aller au travail. Sinon, vous pouvez peut-être accomplir la majeure partie de vos tâches à partir de la maison, avec Internet et au téléphone, jusqu'à ce que vous puissiez de nouveau conduire. Si vous ne pouvez pas effectuer votre propre travail à partir de la maison, vous pourriez peut-être faire celui d'un collègue pour compenser votre absence au travail. En élaborant une stratégie créative avec votre patron, vous pourriez utiliser ce temps de rétablissement pour obtenir de nouvelles responsabilités qui se rapprocheraient de votre description de tâches idéale.

*
\* \*

## ADOLESCENTS MALTRAITÉS

**Question :**

Je travaille auprès de jeunes maltraités depuis longtemps. Même si je me considère comme une personne forte, je commence à ressentir de plus en plus une certaine énergie négative que ces adolescents dégagent. Quand je quitte le travail, je me sens mentalement et physiquement vidé. Cependant, je sais que ce n'est pas parce que j'accomplis mal mon travail, mais en raison d'une autre chose que je ne peux pas expliquer ici. Que puis-je faire pour maintenir mon propre « champ d'énergie positive » sans me laisser vider par ces adolescents en difficulté ?

**Réponse :**

Vous n'avez pas mentionné si vous êtes engagé dans une pratique spirituelle ou non. La méditation, ou une pratique spirituelle, est essentielle pour vous maintenir en harmonie avec votre énergie vitale et votre raison d'être. Ce que vous faites auprès de ces jeunes est inestimable, et si vous croyez que vous êtes fait pour ce genre de travail, si vous méditez et faites de l'exercice régulièrement, vous avez peut-être simplement besoin d'un congé pour refaire le plein d'énergie. Parfois, un simple répit peut faire des merveilles pour vous ramener sur votre voie dharmique.

*
* *

## AMA PSYCHOLOGIQUE

**Question :**

Dans votre livre, *Santé parfaite*, vous mentionnez qu'une chose que nous pouvons faire pour freiner le processus de vieillissement est de réduire ou d'éliminer les amas – mentaux, émotionnels et psychologiques. C'est un bon conseil et j'aimerais l'appliquer, mais pouvez-vous nous dire comment procéder ? Particulièrement en ce qui a trait au pardon, envers soi-même et les autres, pour les torts que nous croyons avoir causés dans le passé ?

**Réponse :**

L'ama est le sous-produit toxique et métabolique d'une digestion incomplète qui crée une base pour l'apparition d'une maladie. L'ama mental est une expérience, une compréhension et des sentiments non résolus qui contaminent l'esprit et servent de base aux troubles mentaux.

La santé mentale et émotionnelle exige que notre cœur et notre esprit soient ouverts et fluides. Cela signifie que nous métabolisons en profondeur notre expérience et que nous trouvons des façons appropriées d'exprimer nos sentiments et nos pensées en toute sécurité et confiance. Quand notre conscience est bloquée par la peur et le doute, nous créons des toxines psychologiques qui causent une plus grande congestion. Le pardon et l'acceptation sont de puissants outils pour nous libérer de ces sentiments congestionnés et pour ouvrir notre cœur. Il est également essentiel d'utiliser notre intelligence pour bien saisir la vérité d'une situation donnée, afin d'extirper toute illusion ou confusion de l'ama mental. C'est la faculté de l'intellect qui nous aide à digérer la vérité des événements de notre vie, en les transformant en sagesse et en lumière. La paix, la compassion, l'amour, la joie, la sincérité et la confiance en soi indiquent tous qu'une personne métabolise la vie de manière appropriée, sans résidu toxique. Cela permet ainsi à l'esprit de demeurer jeune.

*
\* \*

## COLÈRE ET BLÂME

**Question :**

J'ai 39 ans et je souffre d'arthrite rhumatoïde depuis l'âge de 16 ans. J'ai vécu une enfance traumatisante et je crois que c'est ce qui a causé ma maladie. Il y a quelques années, j'ai décidé que je devais changer ma vie. J'ai trouvé un formidable naturopathe et j'ai même fait une thérapie pour traiter mes problèmes d'enfance. Je crois vraiment que nous avons le pouvoir de guérir notre corps, mais j'ai encore de la difficulté à gérer ma colère face à ce qu'on m'a fait endurer durant mon enfance, et je crois que cela nuit à ma guérison. Comment puis-je me libérer de cette colère ?

**Réponse :**

Les événements traumatisants peuvent certes exacerber une maladie comme l'arthrite rhumatoïde, mais ils en sont rarement la cause. Beaucoup de gens qui ont vécu une enfance heureuse souffrent quand même d'arthrite rhumatoïde. Le fait de rendre responsables vos mauvais traitements durant l'enfance de votre maladie actuelle ne vous aidera pas à chasser votre colère, même si c'était le cas. C'est une excellente initiative d'obtenir de l'aide d'un naturopathe et d'un thérapeute, mais voyez avec votre thérapeute si vous pouvez cesser de vous focaliser sur la colère que vous éprouvez envers vos parents, pour vous concentrer uniquement sur la colère qui est en vous, et qui est indépendante de votre enfance. Si vous pouvez accéder à ce niveau de colère plus profond et général, vous serez alors moins obnubilée par votre passé et vous pourrez ainsi plus facilement vous en libérer. Vous n'avez pas mentionné si vous pratiquiez la méditation ou non, mais dans le cadre de ce processus de libération, vous devez absolument faire l'expérience de votre Moi essentiel afin de voir ce qui est vrai et précieux dans votre vie. Ce Moi intérieur vous sert de témoin silencieux qui connaît votre valeur et votre force, indépendamment de votre histoire personnelle et des circonstances. À mesure que ce véritable Moi deviendra votre principale identité, la colère et le blâme disparaîtront alors naturellement.

\*
\* \*

## L'EFFET NOCEBO

**Question :**

Il y a environ huit ans, on m'a annoncé que je souffrais de la sclérose en plaques, que j'aurais des crises chaque année ou tous les deux ans, et que l'anxiété ne ferait qu'aggraver mon état. Pouvez-vous me dire comment cesser ce processus d'aggravation, alors qu'un médecin l'a déclenché ? Je suis en bonne forme grâce à mon alimentation, mais chaque fois que je vis une situation stressante, je me mets à penser que quelque chose va se produire, et cela arrive effectivement – et je finis par me blâmer. Comment cesser de nourrir cette anxiété qu'une autre personne a inculquée en moi ?

**Réponse :**

Croire à un diagnostic médical négatif peut avoir un effet très nocif sur notre santé. C'est souvent appelé l'effet nocebo parce que c'est le contraire de l'effet placebo, où une substance qui ne devrait pas avoir d'effet sur notre santé, comme prendre un comprimé de sucre en croyant qu'il s'agit d'un vrai médicament, finit par améliorer notre santé. Avec l'effet nocebo, le fait de vous faire dire par votre médecin que votre santé va se détériorer au bout d'un certain temps devient une prophétie autoréalisatrice. Par exemple, dans l'étude de Framingham, les femmes qui se croyaient prédisposées aux maladies du cœur étaient presque quatre fois plus susceptibles d'en mourir que celles qui présentaient des facteurs de risque similaires mais qui ne croyaient pas en être prédisposées. Je comprends qu'un médecin soit tenu d'expliquer les symptômes d'une maladie, mais il est aussi important d'aborder le sujet de sorte que le patient soit investi d'une énergie créative afin qu'il préserve sa santé, et non pas en lui prédisant des résultats statistiques. Vous devez vous rappeler qu'avec une bonne alimentation et de l'exercice, vous pouvez demeurer en bonne santé, et que même si vous traversez une période de stress, cela ne signifie pas nécessairement que vos symptômes de sclérose en plaques vont réapparaître. Vous avez une influence beaucoup plus grande sur votre santé que ce que vous croyez.

*
* *

**FAIRE DES CHANGEMENTS**

**Question :**

J'aimerais tellement pouvoir manger de bons aliments et pratiquer des choses comme la méditation et le yoga afin d'améliorer ma vie spirituellement et physiquement. J'aimerais aussi offrir davantage aux autres, mais je ne cesse de reprendre mes vieilles habitudes destructrices, si bien que j'ai l'impression de gaspiller et de perdre ma vie. Pouvez-vous me suggérer un moyen pratique pour faire les changements qui s'imposent et ainsi avancer de façon positive ?

**Réponse :**

Faire tous les changements que vous avez mentionnés peut prendre du temps, alors une partie de votre problème est d'essayer de trop en faire, trop vite. Essayez simplement d'adopter une nouvelle habitude à la fois. Si vous pouvez continuer cette pratique suffisamment longtemps pour qu'elle devienne une habitude positive, vous n'aurez plus besoin de votre volonté pour la maintenir. Une fois cette nouvelle habitude bien ancrée, vous pourrez ajouter une autre habitude constructive, comme manger des aliments plus sains. En commençant à adopter cette nouvelle habitude, soyez à l'écoute de votre corps, par exemple, après avoir mangé des aliments frais. Puis, comparez cette sensation avec ce que vous ressentiez après avoir mangé des aliments de mauvaise qualité. Gardez cette information en tête chaque fois que vous décidez quoi manger ou ne pas manger. À mesure que vous intégrez des habitudes plus saines dans votre mode de vie, vous constaterez qu'il vous est de plus en plus facile d'être en harmonie avec votre courant évolutif intérieur.

\*
\* \*

## LA PERFECTION

**Question :**

J'ai grandi en entendant les gens dire que « nous ne pouvons pas être parfaits ». Alors, je n'ai jamais remis cette idée en question. Mais aujourd'hui, je constate qu'une fleur est parfaite, que l'océan est parfait, tout comme le ciel bleu. Croyez-vous qu'en tant qu'enfants de Dieu, nous pouvons atteindre la perfection dans chaque aspect de notre vie, par exemple en ce qui concerne notre corps, notre esprit, nos émotions et nos relations ? Je trouve cela tellement édifiant de chercher à atteindre ou à percevoir à tout moment la perfection dans chaque aspect de ma vie.

**Réponse :**

Comme vous l'avez indiqué, la perfection peut être un concept utile pour nous aider à apprécier la beauté et la plénitude du moment présent. C'est bien tant que cela ne vous donne pas l'envie de vous comparer ou de vous juger et de juger les autres comme étant « parfaits » ou « imparfaits ». La perfection de l'esprit ou du corps n'est pas un état fixe qu'une personne atteint une fois pour toutes, mais bien une interaction dynamique et équilibrée avec son environnement en constant changement et en expansion.

# À PROPOS DE DEEPAK CHOPRA

Deepak Chopra, M.D., est l'auteur de plus de 65 livres, dont un grand nombre ont figuré dans la liste des best-sellers du *New York Times*. Il a une formation en médecine interne et en endocrinologie, et est compagnon de l'American College of Physicians, membre de l'American Association of Clinical Endocrinologists et professeur adjoint des programmes exécutifs de la Kellogg School of Management, de l'université Northwestern. Il est aussi chercheur exécutif distingué de la Columbia Business School, de l'université Columbia, et chercheur principal à la Gallup Organization. Pendant plus d'une décennie, il a été conférencier au congrès Update in Internal Medecine, un événement annuel parrainé par le département de l'éducation continue de la faculté de médecine de l'université Harvard et le département de médecine du Beth Israel Deaconess Medical Center.

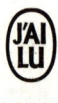

# 11783

*Composition*
**PCA**

*Achevé d'imprimer en Slovaquie*
*par* NOVOPRINT SLK
*le 21 mai 2017*

Dépôt légal juin 2017
EAN 9782290145876
L21EPEN000334N001

**ÉDITIONS J'AI LU**
87, quai Panhard-et-Levassor, 75013 Paris

*Diffusion France et étranger : Flammarion*